Hilda Nowotny

Heilsame Organ- meditation

für Gesundheit, Harmonie und Regeneration

W0072081

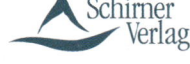

Schirner
Verlag

ISBN 978-3-8434-5132-1

Hilda Nowotny:
Heilsame Organmeditation
für Gesundheit, Harmonie
und Regeneration
© 2016 Schirner Verlag, Darmstadt

Umschlag: Murat Karaçay, Schirner, unter Verwendung von # 84861940 (billy-bear), www.shutterstock.com
Layout: Silja Bernspitz, Schirner
Lektorat: Janina Vogel, Schirner
Printed by: Ren Medien GmbH, Germany

www.schirner.com

1. Auflage Januar 2016

Inhalt

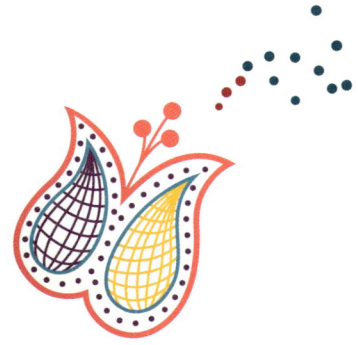

Vorwort

Liebe Leserin, lieber Leser,

in diesem Büchlein findest du verschiedene Übungen zur Pflege und Gesunderhaltung deiner Organe. Die Basisübungen für die einzelnen Organe wurden für jedes Organ in gleicher Weise konzipiert und über Jahrzehnte erprobt.

Mit diesem Büchlein kannst du dich sofort und direkt dem Organ zuzuwenden, dem du deine Aufmerksamkeit schenken möchtest. Dafür brauchst du nicht an anderen Stellen die Übungspraxis nachlesen, denn jede Übung enthält bereits alles, was du zur Pflege und Gesunderhaltung brauchst. Bevor du dich einem Organ zuwendest, solltest du vorab jedoch die Einleitung mit allen Hinweisen zum Übungsablauf aufmerksam lesen, um die verschiedenen Aspekte der Übungsweise kennenzulernen. Natürlich kannst du dort jederzeit erneut nachlesen. Auch wenn sich bei jedem Organ die nahezu gleiche Übungsweise findet, so wirst du beim Üben Unterschiede feststellen. Die Unterschiede ergeben sich aus der Individualität der Organe, da jedes Organ eine andere Funktion, andere gesundheitliche Bedingungen und andere Gefühle hat. So kannst und wirst du bei gleicher Übungsweise immer einen deutlichen Unterschied in der Wirkungsweise erleben, denn es ist etwas anderes, ob du z. B. mit deiner Schilddrüse arbeitest oder mit deinem Darm. Auch wenn die Übung für ein Organ der Übung für ein anderes Organs gleicht, so ist doch jedes Üben, jede Verbindung, die du mit deinem Organ eingehst, völlig anders und einzigartig.

Von den verschiedenen Übungsweisen gibt es 3 Arten: die Körpermeditation, das Tönen und die Visualisierung. Jede dieser Übungsweisen bietet mehrere Varianten, sodass du die für dich passende Variante auswählen und deine Übungen abwechslungsreich gestalten kannst. Welche die für dich richtige Übungsweise ist, erschließt sich dir weniger beim Lesen, sondern viel mehr beim Üben. Die Wiederholung des immer gleichen Übungsprinzips vereinfacht die Anwendung und vertieft die Wirkung und Erfahrung.

Die Übungen mögen dir als Basis dienen, einen heilsamen Umgang mit deinem Körper und deinen Organen zu erlernen, diesen zu praktizieren und für dich weiterzuentwickeln. Auch wenn die von mir vorgestellten Übungen in sich vollständig sind, so können sie dir ebenso der Inspiration für eigene Ideen dienen und an deine eigenen Bedürfnisse und Wünsche angeglichen werden.

Lächeln

Schenke dir selbst
jeden Tag ein Lächeln,
und nähre das Wissen,
dass du der Liebe
zu jeder Zeit
wert bist.

Einladung

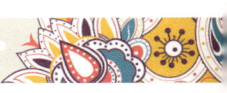

Ein ganzes Universum – das ist unser Körper mit all seinen Organen. Mit diesem Übungsbuch lade ich dich auf eine Reise durch dieses Universum, durch deinen Körper ein, auf der du deine Organe nähren, pflegen und ihre Regenerationsfähigkeit stärken kannst. Als wichtigen Reisebegleiter stelle ich dir dabei deinen Atem zur Seite. Das Büchlein soll dir als Reiseanleitung und Inspiration dienen, es wird dir einen veränderten Blick auf deinen Körper schenken und dir den Wert deiner inneren Organe bewusst machen.

Unsere Organe sind ein Teil unseres Körpers und funktionieren im Idealfall ganz ohne unser Zutun. Doch sie sind sensibel und empfänglich für Disharmonien. Sie sind mit unseren Atemzügen, unseren Gefühlen und Gedanken verbunden und reagieren auf äußere wie innere Belastungen, die uns aus dem Gleichgewicht bringen. Das erleben wir z. B. wenn uns Stress auf den Magen schlägt oder Ärger die Galle überfordert.

Frage dich, ob du schon einmal liebevoll an eines deiner Organe gedacht oder deine Hände in fürsorglicher Absicht bewusst dorthin gelegt hast, wo dein Organ im Körper liegt. Vermutlich noch nie, denn meistens ist es doch so, dass wir unsere Organe erst dann wahrnehmen, wenn sie nicht funktionieren, wenn Schmerzen oder ein Unbehagen uns auf eine Belastung oder Erkrankung hinweisen. Dies kannst du nun aber ändern: Schenke deinen Organen und ihrer wunderbaren Arbeit für dich und deinen Körper mit den folgenden Übungen deine uneingeschränkte Aufmerksamkeit! Im Folgenden geht es mir nicht um eine medizinische, psychosomatische oder psychologische Betrachtung des Themas. Mir geht es darum, die Organe mit unseren geistigen und energetischen Möglichkeiten zu pflegen und uns zur Förderung der Gesundheit unserer inneren Ressourcen, unseres Geistes zu bedienen. Unsere Organe reagieren positiv auf Zuwendung, und unsere geistigen Möglichkeiten, mit denen wir auf unseren Körper einwirken können, sind groß. Es ist mir ein Herzensanliegen, dich dazu einzuladen, deine inneren Kraftquellen zu aktivieren und dich der vielen Ressourcen auf einfache Weise zu bedienen. Es geht dabei um folgende Fragen:

- Was kann ich meinen inneren Organen Gutes tun, damit sie weiterhin Gutes für mich tun?
- Was hilft mir dabei, meine Organe frisch, lebendig und funktionsfähig zu erhalten?
- Wie finde ich zu einer Pflege, die meinen Organen hilft, sich zu regenerieren?
- Was kann ich bei der Erkrankung eines Organs tun, um die Heilung und Gesundung zu fördern?

Den Stress zu reduzieren, das ist eine mögliche und sinnvolle Antwort auf diese Fragen. Doch ist das immer möglich? Auch die eigenen Emotionen besser im Griff zu haben, sie auf angebrachte Weise rauszulassen und sie nicht in den Körper zu verdrängen, ist eine vernünftige Antwort – aber ist auch das immer möglich? Kennen wir unsere Emotionen so genau, dass wir mit ihnen stets bewusst umgehen können? Natürlich ist eine Stressreduzierung oder eine Selbsterziehung zu einem bewussten Umgang mit Emotionen ein sehr guter Schritt, doch werden wir die Belastungen, die meist unterschiedlichster Art sind, nicht völlig von uns fernhalten können. Viele negative und destruktive Gedanken und Muster sind in uns, derer wir uns nicht bewusst sind, und die ganz unkontrolliert wirken und einen Einfluss auf unseren gesamten Körper haben. Ebenso können genetische Vorbedingungen, eine ungesunde Ernährungsweise, Krankheiten oder andere schicksalhafte Ereignisse eine belastende Rolle spielen. Wir können nicht alle Belastungen vermeiden, die unseren Körper und unsere Organe aus dem Gleichgewicht bringen, aber wir können ihnen etwas entgegensetzen. Es ist ähnlich dem Zähneputzen: Indem wir essen und trinken, belasten wir unsere Zähne, doch mit einer bewussten Zahnpflege sorgen wir, so gut es uns möglich ist, für ihre Gesunderhaltung. Die Pflege unserer Zähne beginnt also nicht erst nachdem ein Schaden entstanden ist, sondern sie beginnt mit dem Tag, an dem wir zu dieser Pflege erzogen werden –

und es lohnt sich, wie wir alle wissen. Warum sollten wir diese Pflege also nur auf unsere Zähne anwenden? Leiten wir uns doch selbst zu einer Pflege unserer Organe an! Unsere Organe sind wie Pflanzen, deren Lebenskraft wir mit guter Pflege und liebevoller Fürsorge lange erhalten können.

Ich persönlich habe die Art des heilsamen Übens Anfang der 1990er-Jahre im Rahmen einer schweren und sehr schwer zu behandelnden Erkrankung zu entwickeln begonnen. Schwer zu behandeln war die Erkrankung deshalb, weil mein Körper keine allopathischen (schulmedizinischen) Medikamente zuließ und ich deshalb nicht den Weg der Schulmedizin gehen konnte. Aus diesem Grund suchte ich mir meinen persönlichen Heilungsweg. Ich fand ihn in der inneren Heilungsarbeit und der Naturmedizin – und das hat sich bis heute nicht geändert. Auch heute noch betreibe ich für mich eine aktive Gesundheitsfürsorge. Im Rahmen meiner damaligen Erkrankung traf ich auf einen ganz besonderen Menschen, auf den inzwischen leider verstorbenen Hans Wüste, der als Medium und Channel in Kontakt mit dem Schutzengel des Menschen getreten ist. Ihm verdanke ich es, dass ich mit dieser Form der gesundheitlichen Selbstfürsorge begonnen habe. Er war ein wunderbarer Channel und sagte mir in einer Sitzung den einfachen, aber prägenden Satz: »Der Mensch ist mehr als sein Körper«. Dies inspirierte mich zu einer Heilungsarbeit mit meinen inneren Kräften. Genauer gesagt wurde ich in dieser Sitzung zum ersten Mal zu einer solchen Selbstheilung mit meiner inneren Kraft aufgerufen. Darüber hinaus wurde ich gebeten, den Kontakt und die Kommunikation mit meinen Engeln aufzunehmen. Es begann ein anspruchsvoller und immer wieder von Neuem herausfordernder Weg, auf dem ich lernte, den inneren Heilungskräften und der inneren Führung zu vertrauen. Krankheit muss nicht unser Feind sein. Krankheit gehört zum Menschsein dazu und ist ein Lehrer auf dem Weg zu uns selbst. Krankheit ist eine Aufforderung, uns liebevoll uns selbst und unserem Körper zuzuwenden.

Die Übungen in diesem Büchlein sollen der Regeneration, Gesunderhaltung und Harmonie der Organe sowie ihrer Genesung im Krankheitsfalle dienen. Mit Körpermeditationen, Tönen und Visualisierungen nutzen wir dafür auf einfache Weise unsere inneren Möglichkeiten.[*] Außerdem bedienen wir uns eines kraftvollen Mediums: unseres Atems. Er ist es, der diese Übungsweise trägt. Mit seiner Hilfe begeben wir uns auf eine feinere Schwingungsebene, wenn wir uns unserer Ressourcen bedienen und sie in der Tiefe wirken lassen. Schon das bewusste Atmen allein ist entspannend und erbaulich für uns und unseren Körper. Die Verbindung von Atem und heilsamen Gedanken, Tönen und Bildern

---

[*] Zu einem heilsamen Umgang mit Schmerzen und Krankheit findest du in meinem im Schirner Verlag erschienen Übungsbuch »Heilsames Atmen« ein Kapitel zum Thema »Atemgestützte Heilungsmeditationen«.

ermöglicht uns zudem einen gezielten heilsamen Umgang mit unseren Organen. In diesem Büchlein zeige ich dir eine Möglichkeit, deine Organe zu pflegen und den Einflüssen von negativen Gefühlen, Gedanken und anderen Belastungen entgegenzuwirken. Hierbei bediene ich mich meiner jahrzehntelangen Erfahrung mit der Atem- und Körperarbeit, mit Heilungsmeditationen und mit Visualisierungen. Eine sichere Basis geben mir dabei meine mehrjährige atem- und körpertherapeutische Ausbildung und meine langjährige Praxiserfahrung als Atemtherapeutin.

Wirkung und mögliche Reaktionen

Die Übungen entspannen, beleben, kräftigen und aktivieren die Selbstheilungskräfte. So können sich unsere Organe regenerieren, Kraft tanken und in Harmonie kommen. Die Übungen können lösend und reinigend auf unsere Organe und unseren Körper wirken, wodurch beim Üben Gefühle hochkommen können, die das Organ zuvor gespeichert hatte und die unser Körpergedächtnis nun wieder an die Oberfläche entlässt. Es können auch spontan Bilder auftauchen, die den inneren Prozess für dich sichtbar machen oder weitere innere Prozesse in Bewegung bringen. Solltest du mit unangenehmen Gefühlen konfrontiert werden, so lasse dich davon nicht erschrecken, sondern nimm es als einen reinigenden Vorgang an, den du, wenn möglich, zulassen solltest. Dabei kann es vorkommen, dass sich dein Organ an vergangene Erkrankungen erinnert, wodurch diese Erinnerungen für dich erneut fühlbar werden. Dies kann ebenfalls Teil eines tieferen Heilungsprozesses sein. Innere Bilder sind eine Form, mit der dein Körper zu dir spricht – und du kannst lernen, diese Sprache zu verstehen.

Wenn du aber das Gefühl hast, es könnte ein gesundheitliches Problem mit einem deiner Organe geben, dann kläre dies in jedem Fall medizinisch ab. Gehe achtsam mit dir um, und achte beim Üben auf deine Grenzen. Wenn du ein starkes Unbehagen spürst, dann halte inne – vielleicht kannst du das Unbehagen durch bewusstes Atmen auflösen. Wenn nicht, brich die Übung ab, und lächle deinem ganzen Körper noch einmal liebevoll zu, bevor du wieder in den Alltag zurückkehrst (Schritt 4 der Körpermeditation). Lasse Organe aus, mit denen du dich nicht wohlfühlst, und nähere dich dem jeweiligen Organ zu einem anderen Zeitpunkt neu an.

Unsere Organe wissen, wie sie zu unserem Wohle arbeiten müssen. Unsere Aufgabe ist es, sie für diese Arbeit in Form zu halten, sie zu entlasten, zu stärken, zu unterstützen und zu umsorgen. Wenn wir unsere Aufmerksamkeit ganz bewusst und in liebevoller Absicht einem unserer Organe schenken, dann erzeugt dies eine heilsame und harmonisierende Resonanz in den Organen und in uns. Möge dein Üben gesegnet sein.

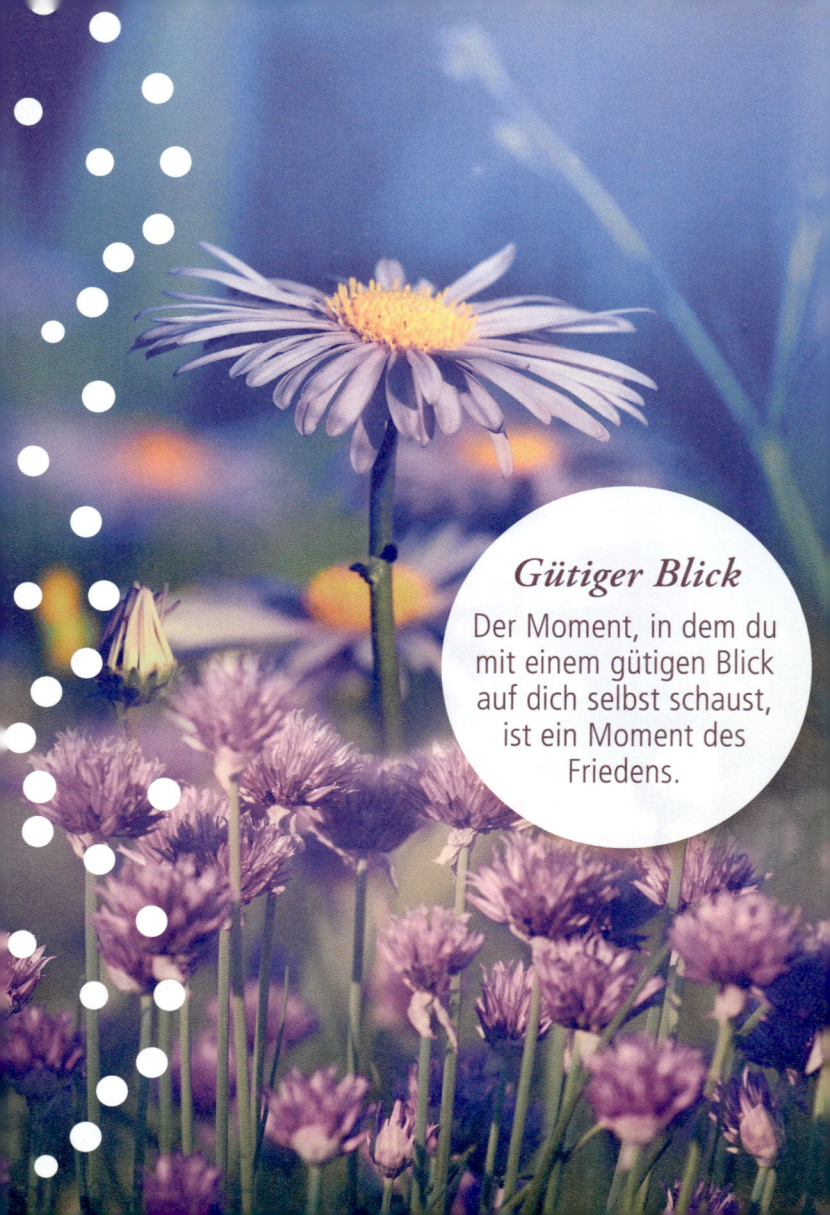

Gütiger Blick

Der Moment, in dem du
mit einem gütigen Blick
auf dich selbst schaust,
ist ein Moment des
Friedens.

Die Übungsweise

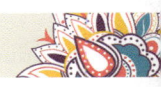

Für jedes Organ gibt es 3 verschiedene Übungsweisen, zwischen denen du wählen kannst: die Körpermeditation, das Tönen und die Visualisierung. Die Übungen gibt es in unterschiedlichen Variationen, die aus mehreren Schritten bestehen. Aus den unterschiedlichen Variationen kannst du diejenigen auswählen, die dich ansprechen und die deine Organe aktuell brauchen. Auch kannst du verschiedene Übungen miteinander kombinieren oder verschiedene Organe in einer Übung miteinander verbinden.

Das bewusste Atmen

Für die Übungen ist es wichtig, dich mit deinem Atem zu verbinden. Dazu sprichst du beim Einatmen in Gedanken den Satz: »Ich atme ein.« und beim Ausatmen: »Ich atme aus.« Die Kurzform hierfür lautet: »Ein« beim Einatmen und »Aus« beim Ausatmen. Mit der Kurzform fällt es dir leichter, dich auf den Atem zu konzentrieren. Lasse den Atem zu, lasse ihn von allein kommen und gehen. Nimm ihn bewusst wahr, und sprich entweder den ganzen Satz oder die Kurzform – wähle die Form, die besser zu deinem Atemrhythmus passt.

Diese Art der meditativen Sammlung ist die Grundlage jeder Übung – sowohl bei der Körpermeditation als auch beim Tönen, bei der Visualisierung oder beim Organgespräch. Es ist immer ratsam, dich zu Beginn auf deinen Atem zu sammeln.

Dadurch gelangst du auf eine feinere Schwingungsebene, auf der du wirkungsvoller deine geistige Kraft nutzen kannst. Kurz gesagt: Jede Übung beginnt mit dem bewussten Atmen.

Körpermeditation

Bei dieser Übungsweise werden in Gedanken im Atemrhythmus einfache Sätze oder einzelne Wörter gesprochen, die es dir ermöglichen, deine Organe mit heilsamen Informationen zu nähren. Auf diese Weise nutzt du die Kraft deines Geistes zur Pflege und Unterstützung deiner Organe. Du erzeugst mit den Sätzen eine liebevolle und heilsame Energie in dir und in dem jeweiligen Organ. Ich empfehle dir, die Sätze bzw. Wörter mindestens 5 Atemzüge lang zu sprechen (ein Atemzug besteht aus Einatmen und Ausatmen), damit die Energie dieser Worte und ihre heilsamen Informationen deinen Körper erfüllen können. Die Körpermeditation besteht aus 4 Schritten, die zusammen eine Übung ergeben, wobei Schritt 3 dir immer mehrere Varianten zur Auswahl gibt. Wähle die, die dich gerade anspricht, denn diese tut deinem Organ gut.

Beispiel (Gehirn):

Schritt 1
Verbinde dich mit deinem Atem. Sprich innerlich im Atemrhythmus 3–5 Atemzüge lang:

Ich atme ein (beim Einatmen).
Ich atme aus (beim Ausatmen).

Kurz: Ein (beim Einatmen) – Aus (beim Ausatmen)

Wenn du einige Mal die ganzen Sätze gesprochen hast, kannst du gern zur Kurzform übergehen, die zum Teil nur aus 1 oder 2 Wörtern besteht. »Kurz« bedeutet in diesem Fall also, dass du nur noch die jeweiligen Wörter im Atemrhythmus sprichst. Wann du zur Kurzform übergehst, entscheidet dein Gefühl und die Art und Weise, wie sich die Sätze oder die Wörter am besten mit deinem Atem verbinden. Sprich die Sätze oder die Kurzform so lange, wie es dir angenehm ist.

Schritt 2
Beruhige und entspanne deinen Körper. Sprich innerlich im Atemrhythmus ca. 5 Atemzüge lang:

Ein: Ich beruhige meinen Körper.
Aus: Ich entspanne meinen Körper.
Kurz: Körper beruhigen – Körper entspannen

Bitte beachte: Der Umgang mit heilsamen Sätzen oder Wörtern im Atemrhythmus hat nichts damit zu tun, etwas ein- oder auszuatmen. Präzise und vollständig würde der Satz z. B. lauten: »Während ich einatme, beruhige ich meinen Körper. Während ich ausatme, entspanne ich meinen Körper.« Doch das wäre zu lang, um es im Atemrhythmus zu sprechen und die Worte mit deinem Atem zu verbinden. Deswegen sind die beiden kürzeren Formen sinnvoll. Das Prinzip dabei ist, dass du das bewusste Atmen mit einem heilsamen Satz oder Wort verbindest. So wird diese Übung zu einer Meditation.

Schritt 3
Wende dich deinem Gehirn zu, und bleibe dann für eine dir angenehme Zeit bei diesen Sätzen.

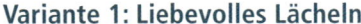

Variante 1: Liebevolles Lächeln

Lasse bei diesem Übungsabschnitt ein wirkliches Lächeln auf deinem Gesicht entstehen, so, als würdest du einem geliebten Menschen zulächeln. Sprich innerlich im Atemrhythmus:

Ein: **Ich begrüße mein Gehirn.**
Aus: **Ich lächle meinem Gehirn liebevoll zu.**
Kurz: **Gehirn begrüßen – Gehirn zulächeln**

In diesem Fall bleibt das Wort »Gehirn« bei der Kurzform stehen. Bei längeren Varianten wird bei der Kurzform aber meist die jeweilige Bezeichnung für das Organ weggelassen, da sie in den vorherigen Sätzen bereits oft genug genannt wurde. Der Körper hat es verstanden.

Schritt 4

Beziehe deinen ganzen Körper in die Meditation mit ein. Nimm dich als ein Ganzes wahr, bevor du in den Alltag zurückkehrst. Sprich innerlich beim Ein- und Ausatmen:

Ein: **Ich nehme meinen ganzen Körper**
  bewusst wahr.
Aus: **Ich lächle meinem Körper liebevoll zu.**
Kurz: **Körper wahrnehmen – Körper zulächeln**

Lasse wieder ein wirkliches Lächeln auf deinem Gesicht entstehen und sich in deinem ganzen Körper ausbreiten. Schenke deinem Körper ein Lächeln, und kehre mit diesem Lächeln in den Alltag zurück. Dehne und rekele dich, und spanne deine Muskeln kurz an, bevor du aufstehst.

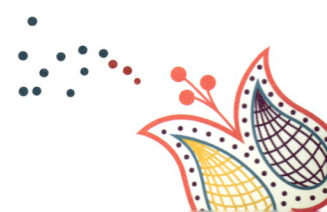

Das Tönen

Jedes Organ hat seinen eigenen Ton – genauso, wie du einen eigenen Ton hast. Du kannst den Ton eines bestimmten Organs mit deinem Ton zum Schwingen bringen, indem du beim Ausatmen mit deiner Stimme tönst. Es geht hierbei nicht um eine schöne Melodie, sondern um den »richtigen« Ton – um den Ton, der in diesem Augenblick der Übung aus dir herauskommt. Das ist der heilsame Ton, der Spannungen lösen und dein Organ mit einer neuen Schwingung erfüllen kann. Auf diese Weise gibst du deinem Organ deine Stimme – der Ton kommt von innen und wirkt in deinem Inneren auf das Organ. Der Ton kann leise oder laut, tief oder hoch, kraftvoll oder zurückhaltend sein. Lasse ihn einfach in diesem Moment der Übung zu deinem persönlichen Ton werden.

Diese Übung besteht aus insgesamt 2 Schritten. In Schritt 2 gibt es nur ganz selten eine weitere Variante, doch dann wähle aus, welche dir besser gefällt. Bei der Übungsweise kannst du, wie oben beschrieben, eine Hand auf das Organ legen und so den Ton unter deiner Hand spüren. Du kannst den Ton aber auch mit einer Bewegung deiner Hand begleiten: Beim Tönen nimmst du die Hand weg und bewegst sie in den Raum. Beim Einatmen legst du sie dann wieder auf deinen Körper zurück. Probiere aus, womit du dich am wohlsten fühlst. Gehe auch hier spielerisch mit der Übung um. Sei nicht überrascht, wenn an verschiedenen Tagen unterschiedliche Töne entstehen.

Die Visualisierung

Diese Übung besteht aus 3 Schritten. Während wir uns in Schritt 1 mit unserem Atem verbinden und in Schritt 2 mit dem Organ in Kontakt kommen, beginnt in Schritt 3 die eigentliche Visualisierung. Dieser Schritt bietet immer mindestens 2 Varianten an – die reinigende Visualisierung und die Farbvisualisierung –, von denen du dir deine Variante auswählen kannst. In Variante 1 (Reinigung) erfrischst und reinigst du dein Organ mit Wasser aus einer heilenden Quelle. Das wirkt sehr belebend. In Variante 2 (Farbvisualisierung) erfüllst oder umhüllst du das ausgewählte Organ mit einer heilsamen Farbe. Die Farbe wird sich dir im Kontakt mit deinem Organ zeigen. Sollten sich dir mehrere Farben zeigen, lasse dir Zeit, und finde heraus, welche Farbe sich als konstant erweist. Wenn sich dir nicht von selbst eine Farbe zeigt, biete deinem Organ eine Farbe an. Lasse dir Zeit, bis du die »richtige« Farbe gefunden hast. Vielleicht ändert sich auch die Farbe, wenn du mit deiner Vorstellung mehr ins Detail gehst. Lasse es zu, und genieße dieses Farbenspiel.

Je nach Farbe wird die Wirkung entweder beruhigend oder aktivierend, in jedem Fall aber nährend sein. Sei nicht überrascht, wenn sich dir an verschiedenen Tagen unterschiedliche Farben zeigen. Lasse am Ende der Visualisierung das Bild der Farbe oder das der Quelle wieder abklingen. Scheue auch nicht davor zurück, deine eigenen heilsamen inneren Bilder zu finden und das Visualisieren für dich weiterzuentwickeln.

Am Ende des Büchleins findest du noch eine weitere heilsame Visualisierung: »Organe in die Hände nehmen«. Sie kann je nach Absicht nähren, kräftigen oder beruhigen.

Eine Visualisierung ist ein starkes Mittel, Prozesse im Körper und in deinem Inneren anzustoßen und anzuregen. Die von mir angebotenen Übungen sind bewusst einfach, man könnte auch sagen, sie sind von allgemeiner Natur und somit auch für jeden praktizierbar. Lasse dich davon aber nicht begrenzen und nicht auf diese Bilder festlegen, sondern lasse dich zu eigenen inneren Bildern inspirieren. Nutze deine Vorstellungskraft – sie ist eine große Kraft, und mit ihr lassen sich in deiner Seele deine ganz persönlichen heilsamen Bilder finden. Mit dem bewussten Atmen und einiger Übung im Visualisieren kannst und wirst du den Zugang zu deinen persönlichen heilsamen Bildern finden.

Mit Organen sprechen

Auch wenn es für dich zunächst ungewohnt sein mag, hin und wieder mit deinen Organen zu sprechen, sprich zu ihnen wie zu einem geliebten Menschen. Vielleicht sprichst du ja auch mit deinen Pflanzen, wenn du sie umsorgst und pflegst. Unsere Organe sind wie Pflanzen, die auch gehegt und genährt werden wollen – und zu denen du ebenfalls sprechen kannst. Erzeuge in diesem Sinne in dir mit deinen Worten eine heilsame Energie der Dankbarkeit und Wertschätzung, die du in dein Organ hineinfließen lässt. Dieses heilsame Gespräch kannst du auch nutzen, wenn dir eine medizinische Untersuchung oder ein operativer Eingriff bevorsteht bzw. dergleichen hinter dir liegt.

Das Nachspüren

Am Ende einer Übung sollte immer das Nachspüren stehen. Welche Übungsweise du auch wählst – ob Körpermeditation, Tönen oder Visualisierung –, das Nachspüren ist eine Zeit der Regeneration und in jedem Fall sehr sinnvoll. Die Regeneration vollzieht sich in der Ruhe, in der Pause. In dieser Pause kannst du wahrnehmen, wie es dir geht. Du kannst lauschen, und im Lauschen können dir Themen bewusst werden, die dir dein Körper als Information gibt. Das kann ein Wort, ein Gedanke oder ein Gefühl sein und dir zeigen, welche Wirkung die Übung auf dein Organ und deinen Körper hat. Du wirst sehen, wie wunderbar es ist, z. B. das Gefühl der Freude körperlich umfassend zu spüren. Aber auch ein Gefühl der Dankbarkeit kann sich dir zeigen, wenn du deine Organe mit Liebe nährst. In jedem Fall kommt es beim Nachspüren zu wichtigen Minuten der Regeneration, die du dem Üben anschließen solltest, um den größtmöglichen Nutzen aus der Übung zu ziehen. In dieser Ruhe kannst du deinen Atem genießen und dich ganz dem Sein hingeben.

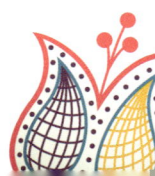

Hände auflegen

Das Auflegen deiner Hände an die Stelle, wo ein bestimmtes Organ sitzt, kann zu jeder Zeit heilsam sein. Dies machen wir meist ganz unbewusst, wenn wir Schmerzen haben. Du kannst es aber bewusst Teil deiner Übungen werden lassen. Hände aufzulegen kann lösend, beruhigend oder belebend auf die Organe wirken und so die jeweilige Übung unterstützen. Eine liebevolle Berührung ist immer eine heilsame Berührung. Probiere es aus, folge dem Bedürfnis deines Körpers oder deiner Hände, und sei dir dabei bewusst, dass du dich in deine Hände nimmst, auch wenn die Berührung eigentlich einem deiner Organe gilt. Das bist du in deinem Organ, denn alles ist erfüllt von deinem Geist.

Die Reise beginnt

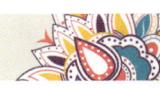

Diese Einleitung sollte dir nur einen kurzen Einblick in die Übungsweise geben. Du findest zu jedem Organ die komplette Übungsanleitung ausführlich erklärt, damit du die Möglichkeit hast, immer mit dem Organ zu üben, das dir gerade in den Sinn kommt und das genau in diesem Moment deine Zuwendung braucht. Sei es heute der Magen oder morgen die Schilddrüse – zu jedem Organ findest du immer den vollständigen Übungsablauf mit allen Variationen. Und jetzt wünsche ich dir eine wohltuende Reise zu deinen Organen!

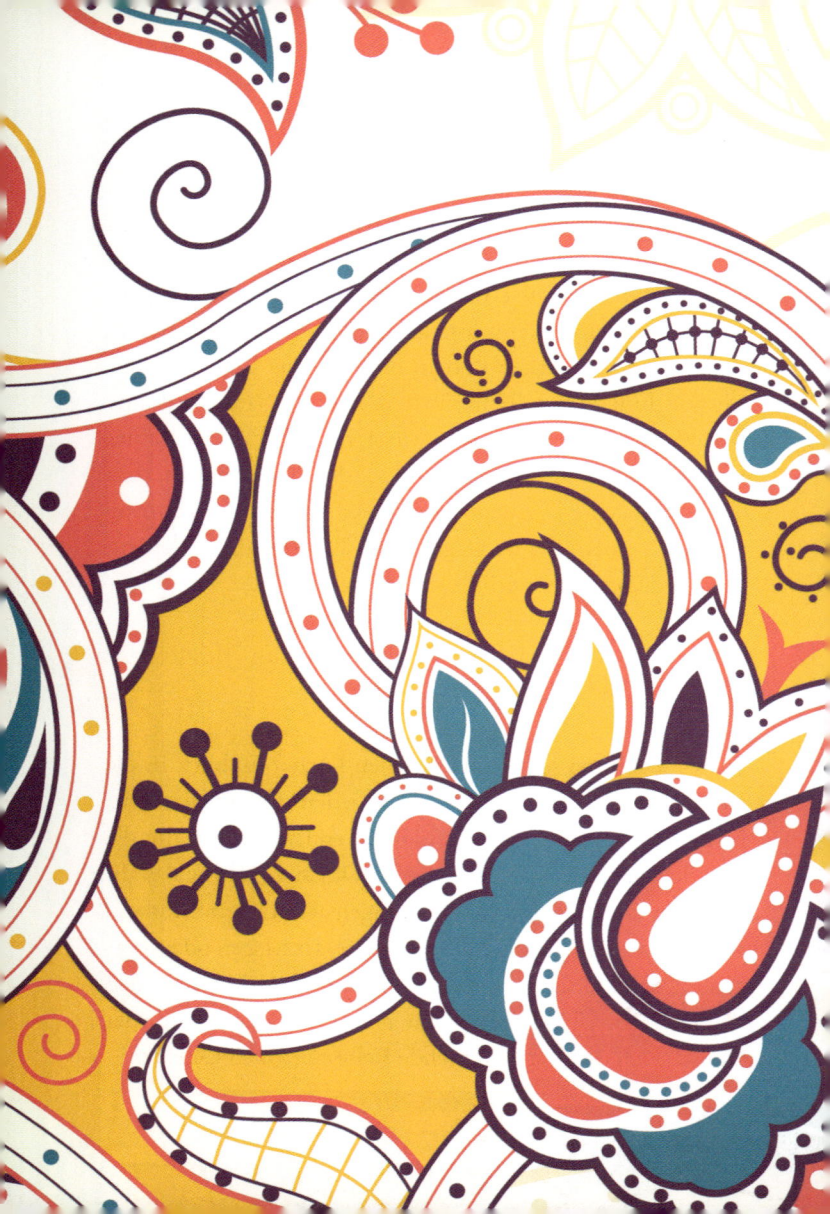

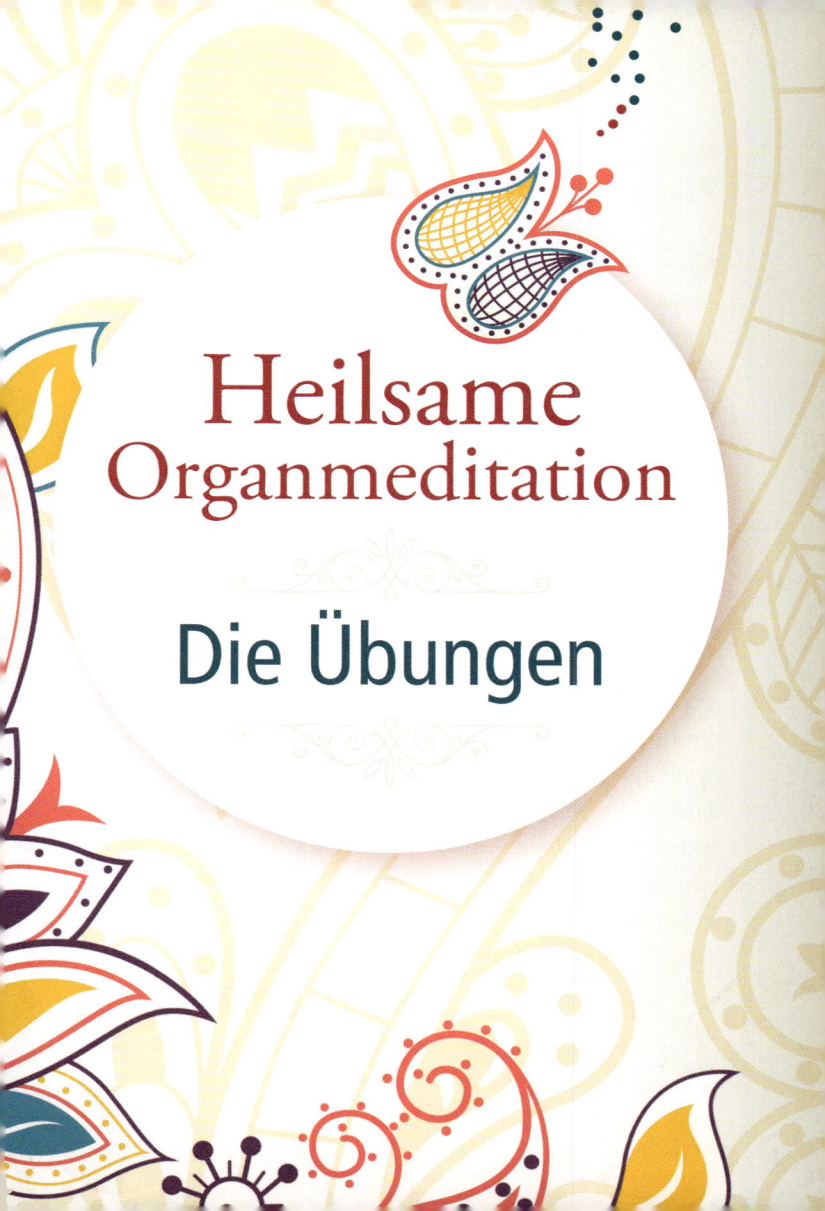

Heilsame
Organmeditation

Die Übungen

Am Anfang jeder Übung stelle ich dir das Organ kurz vor und erkläre dir seine Lage und Funktion. So wird noch einmal deutlich, welche Bedeutung das jeweilige Organ für dein gesamtes System hat und was es zu deinem Wohle leistet. Mehr Informationen zu den einzelnen Organen findest du im Internet.* Ich kann nur empfehlen, sich Abbildungen von den Organen im Internet oder in einem medizinischen Ratgeber anzusehen. Ich selbst schaue sie mir vor allem dann gern an, wenn ich mit einem Organ besonders intensiv in Kontakt bin. Du kannst dir das Organ aber auch ohne ein anatomisches Abbild einfach an seinem jeweiligen Ort vorstellen.

Für manche Übungen habe ich bestimmte Organe zu Zweiergruppen zusammengefasst, z. B. Magen und Darm, Leber und Galle, Nieren und Blase. Dabei handelt es sich um Organe, die ganz eng zusammenarbeiten. Du kannst dich natürlich jedem dieser Organe auch einzeln zuwenden und die jeweilige Übung für jedes Organ einzeln durchführen. Ebenso kannst du aber auch andere Organe zusammenfassen wie z. B. die Bauchspeicheldrüse und die Milz. Das bleibt ganz

---

* Die Informationen in diesem Buch stammen von den Internetseiten: www.apotheken-umschau.de/Koerperatlas und www.onmeda.de (Stand jeweils: 25.06.2015).

dir und deinem Körperempfinden überlassen. Habe keine Scheu, es einfach auszuprobieren – gehe spielerisch mit den Übungsvarianten und den Möglichkeiten um. Die Übungen sollen mit Freude und Leichtigkeit ausgeführt werden, denn Freude und Leichtigkeit geben unseren Organen eine schöne und gesundheitsfördernde Energie. Auch bei der Reise durch den ganzen Körper am Ende des Büchleins, bei der wir jedes Organ mit einem Lächeln begrüßen und mit der Energie des Lächelns erfüllen (siehe S. 97), fasse ich Organe zusammen.

Weitere Organe

In diesem Übungsbuch musste ich bei den genannten Organen eine Auswahl treffen. Ich habe mich für die inneren Organe entschieden, da wir diesen im Alltag die geringste Aufmerksamkeit schenken. Diese Übungsweise ist jedoch auf alle Organe anwendbar. All deinen Organen kannst du dich in gleicher fürsorglicher Weise zuwenden. Deinen Augen: Lege deine Hände auf beide Augen, damit sie sich entspannen können. Deinen Ohren: Verschließe die Ohren mit deinen Händen vor der Außenwelt, und lausche der Stille. Deiner Mundhöhle: Ertaste mit deiner Zunge deine Mundhöhle, und nimm sie bewusst wahr. Deiner Speiseröhre: Spüre nach, wie deine Nahrung über die Speiseröhre in den Magen gleitet. Deiner Haut: Berühre liebevoll deine Haut, und lasse diese Berührung in deinem Inneren ankommen. Probiere aus, was dir in den Sinn kommt, wenn du durch deinen Körper reist.

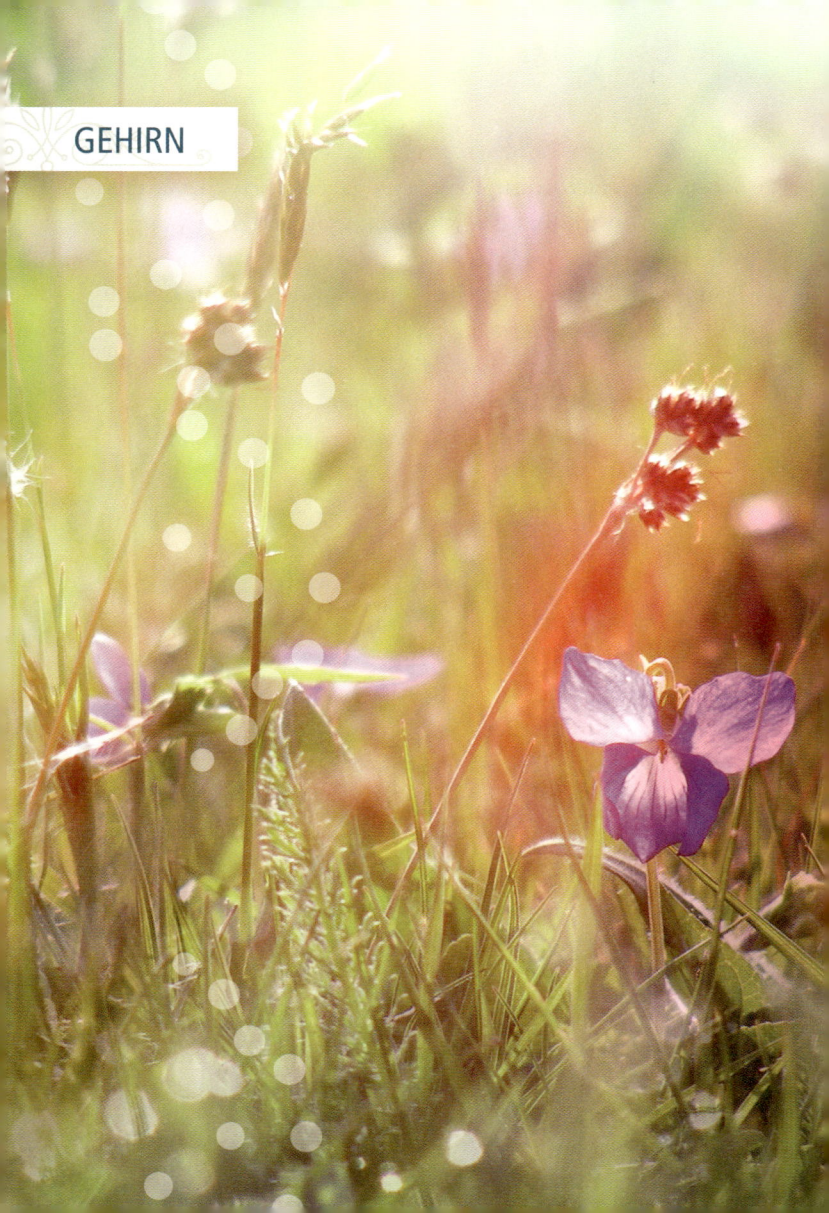

Gehirn

Unser Gehirn wird eingebettet und geschützt von den Schädelknochen und bildet gemeinsam mit dem Rückenmark die Steuerzentrale unseres Körpers. Es steuert nahezu alle lebenswichtigen Funktionen, nimmt die Reize der Sinnesorgane auf, leitet sie an die entsprechenden Organe weiter und regelt als übergeordnete Schaltstelle das komplexe Zusammenspiel unserer einzelnen Organe. Es befähigt uns zum Denken, Planen, Handeln und Empfinden, also dazu, mit unserer Außenwelt in Kontakt zu treten.

Körpermeditation für das Gehirn

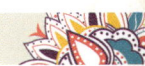

Erlaube dir für einen Augenblick den Gedanken, wie viel dein Gehirn heute schon gearbeitet, wie viele Eindrücke es verarbeitet und wie viele Informationen es gespeichert hat. Schenke deinem Gehirn jetzt eine bewusste Auszeit.

Schritt 1
Verbinde dich mit deinem Atem. Sprich innerlich im Atemrhythmus 3–5 Atemzüge lang:

Ich atme ein. – Ich atme aus.
Kurz: Ein – Aus

Schritt 2
Beruhige und entspanne deinen Körper. Sprich innerlich im Atemrhythmus ca. 5 Atemzüge lang:

Ein:	Ich beruhige meinen Körper.
Aus:	Ich entspanne meinen Körper.
Kurz:	Körper beruhigen – Körper entspannen

Schritt 3

Wende dich deinem Gehirn zu. Finde durch Ausprobieren heraus, welche Variante deinem Gehirn am besten gefällt, und bleibe dann für eine dir angenehme Zeit bei diesen Sätzen.

Variante 1: Liebevolles Lächeln

Schenke deinem Gehirn ein liebevolles Lächeln. Lasse dafür ein wirkliches Lächeln auf deinem Gesicht entstehen. Sprich innerlich im Atemrhythmus:

Ein:	Ich begrüße mein Gehirn.
Aus:	Ich lächle meinem Gehirn liebevoll zu.
Kurz:	Gehirn begrüßen – Gehirn zulächeln

Variante 2: Ruhe und Entspannung

Gib deinem Gehirn die Möglichkeit, zur Ruhe zu kommen. Sprich innerlich im Atemrhythmus:

Ein:	Ich beruhige mein Gehirn.
Aus:	Ich entspanne mein Gehirn.
Kurz:	Gehirn beruhigen – Gehirn entspannen

Variante 3: Gesundheit und Harmonie

Erfülle dein Gehirn mit Gesundheit und Harmonie. Sprich innerlich im Atemrhythmus:

Ein:	Gesundheit erfüllt mein Gehirn.
Aus:	Harmonie erfüllt mein Gehirn.
Kurz:	Gesundheit – Harmonie

Schritt 4

Beziehe deinen ganzen Körper in die Meditation mit ein. Nimm dich als ein Ganzes wahr, bevor du in den Alltag zurückkehrst. Sprich innerlich beim Ein- und Ausatmen:

Ein: **Ich nehme meinen ganzen Körper bewusst wahr.**
Aus: **Ich lächle meinem Körper liebevoll zu.**
Kurz: **Körper wahrnehmen – Körper zulächeln**

Schenke deinem Körper ein Lächeln, und kehre mit diesem Lächeln in den Alltag zurück. Dehne und rekele dich, und spanne deine Muskeln kurz an, bevor du aufstehst.

Tönen für das Gehirn

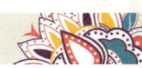

Auch hier ist die innere Sammlung eine wichtige Voraussetzung. Danach denke beim Einatmen an dein Gehirn – vielleicht kannst du es innerlich sehen oder spüren –, und atme mit einem Ton aus.

Schritt 1

Verbinde dich mit deinem Atem. Sprich innerlich im Atemrhythmus 3–5 Atemzüge lang:

Ich atme ein. – Ich atme aus.
Kurz: Ein – Aus

Schritt 2

Wenn du einatmest, atme in das Gehirn hinein. Wenn du ausatmest, bringe deinen Ton zum Klingen. Mache dies 3–4 Mal.

Bleibe nach dem Tönen ein paar Atemzüge lang in der Ruhe, und spüre nach, wie es dir und deinem Gehirn geht. Lege deine Hände auf deinen Bauch, und atme in sie hinein. Dann dehne dich, und komme gut aus deinem Gehirn wieder in deinem ganzen Körper und danach im Alltag an.

Visualisierung für das Gehirn

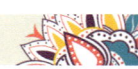

Sammle dich zunächst auf deinen Atem. Verbinde dich anschließend mit deinem Gehirn, und beginne dann die Visualisierung. Hierbei atmest du ganz normal weiter.

Schritt 1
Verbinde dich mit deinem Atem. Sprich innerlich im Atemrhythmus 3–5 Atemzüge lang:

Ich atme ein. – Ich atme aus.
Kurz: Ein – Aus

Schritt 2
Komme mit deinem Gehirn in Kontakt. Lasse es zu einem intensiven Kontakt werden. Atme bewusst weiter, und denke an die Lage und die Aufgabe des Gehirns.

Schritt 3
Variante 1: Reinigende Visualisierung
Stelle dir vor, wie das Wasser aus einer heilenden Quelle dein Gehirn sanft umspült und belebt, wie das Wasser es reinigt und alles abtransportiert, was belastend ist.

Variante 2: Nährende Farbvisualisierung
Stelle dir vor, wie dein Gehirn eine nährende und kräftigende Farbe annimmt. Die Farbe wird sich dir im Kontakt mit deinem Gehirn zeigen, ansonsten biete ihm einfach eine an. Finde in Ruhe die »richtige« Farbe.

Variante 3: Das Gehirn halten
Stelle dir vor, wie du dein Gehirn in deine Hände nimmst und wie es ruhig in deinen Händen liegt. Übertrage mit deinen Händen Ruhe auf dein Gehirn.

Bleibe nach der Visualisierung einige Atemzüge lang in der Ruhe. Du kannst auch deine Hände auf deine Schläfen legen. Schenke dir und deinem Gehirn eine liebevolle Berührung, und lasse dich noch eine Weile von deinem Atem tragen …

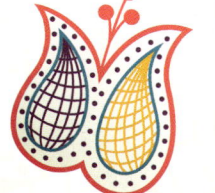

Selbstfindung

Der Tag, an dem du dich in Liebe finden wirst, sagt dir: Du bist am Ziel und kannst beginnen, deinen Weg zu gehen.

SCHILDDRÜSE

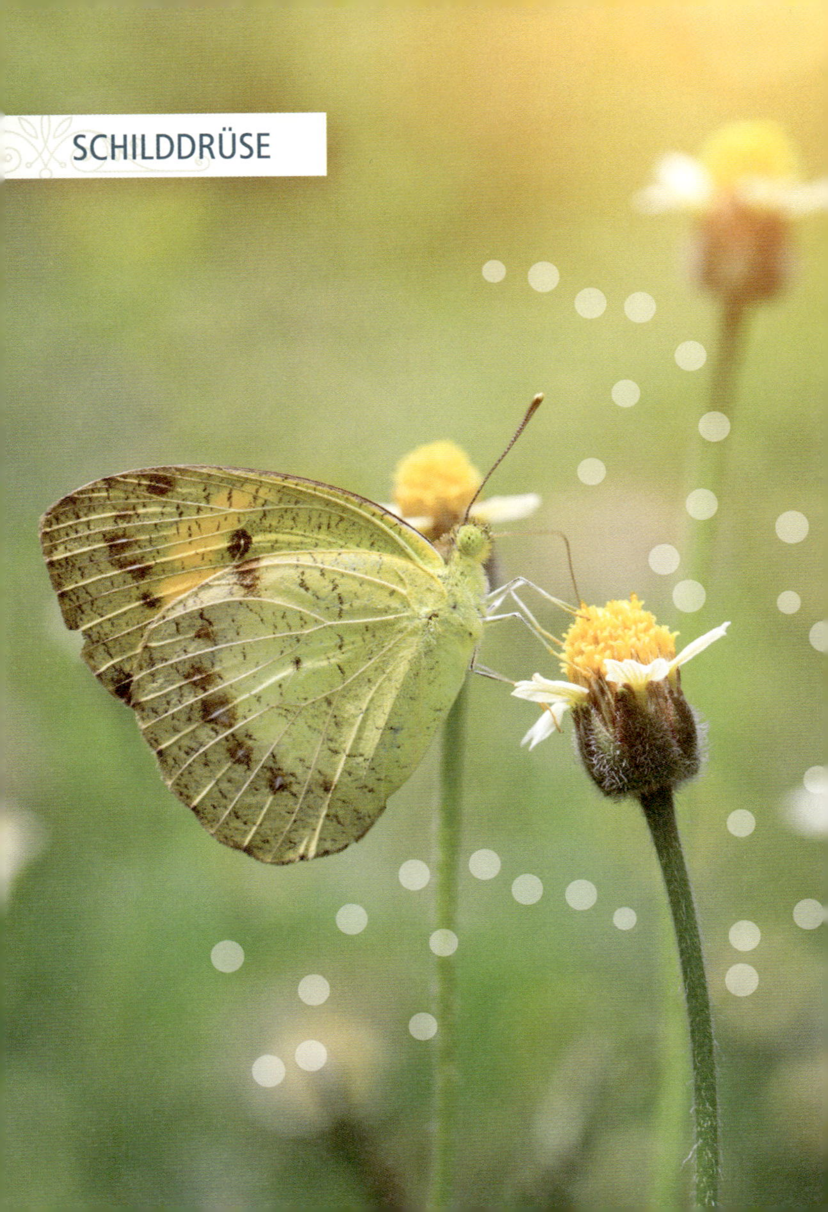

Schilddrüse

Unsere Schilddrüse liegt vor der Luftröhre direkt unterhalb des Kehlkopfes und hat die Form eines Schmetterlings. Sie hat eine große Bedeutung für unseren Stoffwechsel, indem sie 3 Hormone produziert, mit denen sie in unsere Stoffwechselprozesse eingreift. Darüber hinaus reguliert und fördert sie die Knochenbildung.

Körpermeditation für die Schilddrüse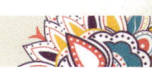

Berühre sanft mit deinen Händen den Bereich, wo dieses kleine Organ liegt, das eine so große Bedeutung für deinen Stoffwechsel hat. Schenke ihm deine liebevolle Aufmerksamkeit, damit es auch weiterhin gut für dich sorgt, und pflege diese Beziehung.

Schritt 1
Verbinde dich mit deinem Atem. Sprich innerlich im Atemrhythmus 3–5 Atemzüge lang:

Ich atme ein. – Ich atme aus.
Kurz: Ein – Aus

Schritt 2
Beruhige und entspanne deinen Körper. Sprich innerlich im Atemrhythmus ca. 5 Atemzüge lang:

Ein: Ich beruhige meinen Körper.
Aus: Ich entspanne meinen Körper.
Kurz: Körper beruhigen – Körper entspannen

Schritt 3

Wende dich deiner Schilddrüse zu. Finde durch Ausprobieren heraus, welche Variante deiner Schilddrüse am besten gefällt, und bleibe für eine dir angenehme Zeit bei diesen Sätzen.

Variante 1: Liebevolles Lächeln

Schenke deiner Schilddrüse ein liebevolles Lächeln. Lasse dafür ein wirkliches Lächeln auf deinem Gesicht entstehen. Sprich innerlich im Atemrhythmus:

Ein: **Ich begrüße meine Schilddrüse.**
Aus: **Ich lächle meiner Schilddrüse liebevoll zu.**
Kurz: **Schilddrüse begrüßen – Schilddrüse zulächeln**

Variante 2: Ruhe und Entspannung

Gib deiner Schilddrüse die Möglichkeit, zur Ruhe zu kommen. Sprich innerlich im Atemrhythmus:

Ein: **Ich nehme meine Schilddrüse wahr.**
Aus: **Ich entspanne meine Schilddrüse.**
Kurz: **Schilddrüse wahrnehmen – Schilddrüse entspannen**

Variante 3: Gesundheit und Harmonie

Erfülle deine Schilddrüse mit Gesundheit und Harmonie. Sprich innerlich im Atemrhythmus:

Ein: **Gesundheit erfüllt meine Schilddrüse.**
Aus: **Harmonie erfüllt meine Schilddrüse.**
Kurz: **Gesundheit – Harmonie**

Variante 4 und 5: Fehlfunktion der Schilddrüse
Hier sollte unbedingt medizinisch nachgewiesen sein, dass
eine Fehlfunktion der Schilddrüse vorliegt, damit du die Funktion deiner Schilddrüse nicht in die falsche Richtung förderst.
Du solltest dich in keinem Fall nur auf dein Gefühl verlassen!

Bei einer Überfunktion sprich innerlich im Atemrhythmus:

Ein: Ich nehme meine Schilddrüse wahr.
Aus: Ich beruhige meine Schilddrüse.
Kurz: Schilddrüse wahrnehmen – Schilddrüse beruhigen

Bei einer Unterfunktion sprich innerlich im Atemrhythmus:

Ein: Ich nehme meine Schilddrüse wahr.
Aus: Ich aktiviere die Funktion meiner Schilddrüse.
Kurz: Schilddrüse wahrnehmen – Schilddrüsen-
**   funktion aktivieren**

Schritt 4
Beziehe wieder deinen ganzen Körper in die Meditation mit
ein. Nimm dich als ein Ganzes wahr, bevor du in den Alltag
zurückkehrst. Sprich innerlich beim Ein- und Ausatmen:

Ein: Ich nehme meinen ganzen Körper bewusst wahr.
Aus: Ich lächle meinem Körper liebevoll zu.
Kurz: Körper wahrnehmen – Körper zulächeln

Schenke deinem Körper ein Lächeln, und kehre mit diesem
Lächeln in den Alltag zurück. Dehne und rekele dich, und
spanne deine Muskeln kurz an, bevor du aufstehst.

Tönen für die Schilddrüse

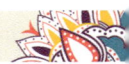

Auch hier ist die innere Sammlung eine wichtige Voraussetzung. Danach denke einfach beim Einatmen an deine Schilddrüse– vielleicht kannst du sie innerlich sehen oder spüren –, und atme mit einem Ton aus.

Schritt 1
Verbinde dich mit deinem Atem. Sprich innerlich im Atemrhythmus 3–5 Atemzüge lang:

Ich atme ein. – Ich atme aus.
Kurz: Ein – Aus

Schritt 2
Wenn du einatmest, atme in die Schilddrüse hinein. Wenn du ausatmest, bringe deinen Ton zum Klingen. Mache dies 3–4 Mal.

Bleibe nach dem Tönen ein paar Atemzüge lang in der Ruhe, und spüre nach, wie es dir und deiner Schilddrüse geht. Lege deine Hände auf den Bauch, und atme in sie hinein. Dann dehne dich, und komme gut aus deiner Schilddrüse wieder in deinem ganzen Körper und danach im Alltag an.

Visualisierung für die Schilddrüse

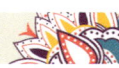

Sammle dich zunächst auf deinen Atem. Verbinde dich anschließend mit deiner Schilddrüse, und beginne dann die Visualisierung. Hierbei atmest du ganz normal weiter.

Schritt 1

Verbinde dich mit deinem Atem. Sprich innerlich im Atemrhythmus 3–5 Mal:

Ich atme ein. – Ich atme aus.
Kurz: Ein – Aus

Schritt 2

Komme mit deiner Schilddrüse in Kontakt. Lasse es zu einem
intensiven Kontakt werden. Atme bewusst weiter, und denke
an die Lage und die Aufgabe der Schilddrüse.

Schritt 3

Variante 1: Reinigende Visualisierung

Stelle dir vor, wie das Wasser einer heilenden Quelle deine
Schilddrüse umspült und belebt, wie das Wasser sie reinigt
und alles abtransportiert, was belastend ist.

Variante 2: Nährende Farbvisualisierung

Stelle dir vor, wie deine Schilddrüse eine nährende und kräftigende Farbe annimmt. Die Farbe wird sich dir im Kontakt mit
deiner Schilddrüse zeigen, ansonsten biete ihr einfach eine an.
Finde in Ruhe die »richtige« Farbe. Male dir bei einer Fehlfunktion der Schilddrüse aus, wie heilsames Licht deine Schilddrüse
umhüllt. Lasse dieses Licht sanft und heilend wirken.

Bleibe nach der Visualisierung einige Atemzüge lang in der
Ruhe. Du kannst auch deine Hände auf deinen Hals legen.
Lasse dich noch eine Weile von deinem Atem tragen …

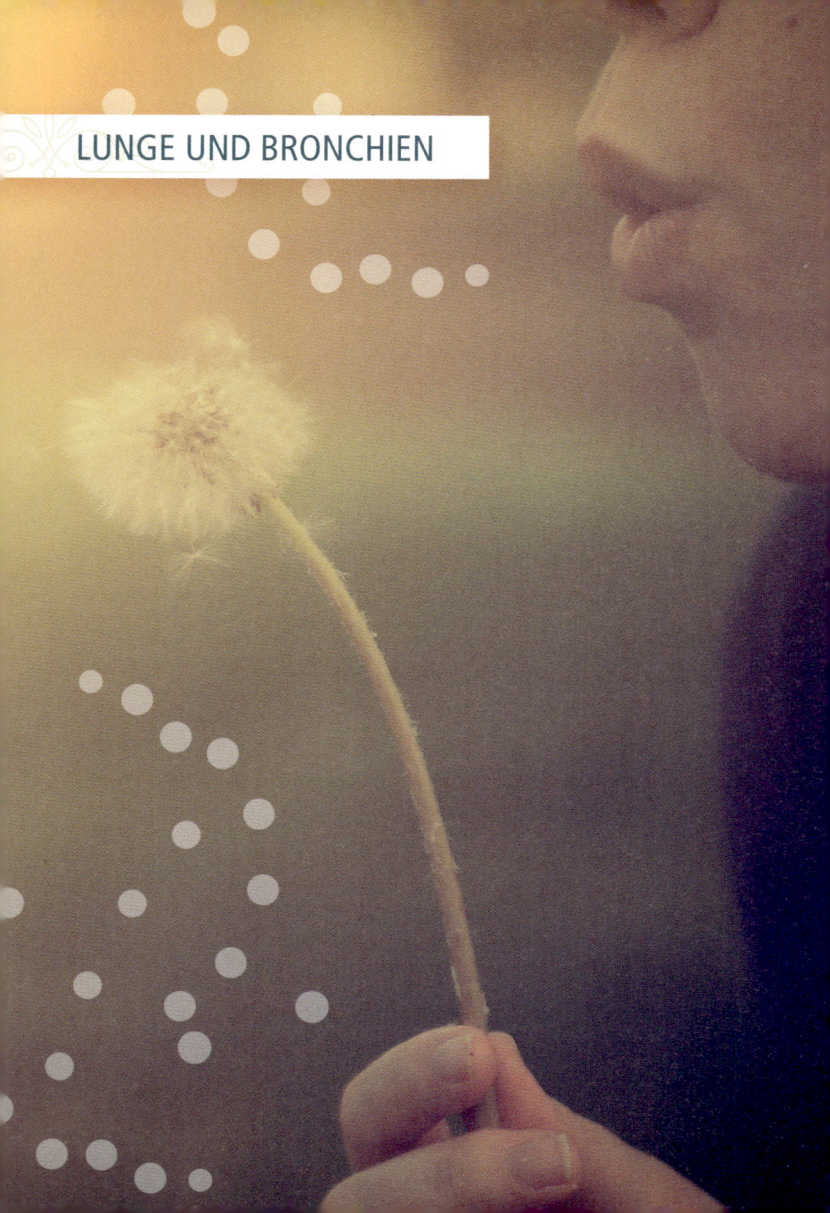

LUNGE UND BRONCHIEN

Lunge und Bronchien

Unsere Lunge versorgt uns mit Sauerstoff. Sie besteht aus 2 Lungenflügeln, die von der Brustkorbwand und dem Zwerchfell begrenzt werden. Rund 20 000 Mal atmen wir am Tag ein und aus. Dabei strömt über die Luftröhre Luft in die weitverzweigten Bronchien hinein, an deren Ende in den Lungenbläschen der Gasaustausch erfolgt. Das heißt, dass der eingeatmete Sauerstoff von dem Blut der Lungengefäße aufgenommen und Kohlendioxid auf dem umgekehrten Weg wieder von uns abgegeben und ausgeatmet wird.

Körpermeditation für Lunge und Bronchien

Nimm ein paar tiefe Atemzüge, und du bist verbunden mit deiner Lunge und deinen Bronchien. Beobachte einfach, wie sich die Lunge mit deiner Atemluft füllt und wie diese Atemluft wieder ausströmt. Unzählige Male geschieht dieser Vorgang ganz von selbst.

Schritt 1
Verbinde dich mit deinem Atem. Sprich innerlich im Atemrhythmus 3–5 Atemzüge lang:

Ich atme ein. – Ich atme aus.
Kurz: Ein – Aus

Schritt 2
Beruhige und entspanne deinen Körper. Sprich innerlich im Atemrhythmus ca. 5 Atemzüge lang:

Ein:	Ich beruhige meinen Körper.
Aus:	Ich entspanne meinen Körper.
Kurz:	Körper beruhigen – Körper entspannen

Schritt 3

Wende dich deiner Lunge und deinen Bronchien zu. Finde durch Ausprobieren heraus, welche Variante deinen Bronchien und deiner Lunge am besten gefällt. Bleibe für eine dir angenehme Zeit bei diesen Sätzen.

Variante 1: Liebevolles Lächeln

Schenke deiner Lunge und deinen Bronchien ein liebevolles Lächeln. Lasse dafür ein wirkliches Lächeln auf deinem Gesicht entstehen. Sprich innerlich im Atemrhythmus:

Ein:	Ich begrüße Lunge und Bronchien.
Aus:	Ich lächle Lunge und Bronchien liebevoll zu.
Kurz:	Lunge und Bronchien begrüßen – Lunge und Bronchien zulächeln

Variante 2: Ruhe und Entspannung

Gib deiner Lunge und deinen Bronchien die Möglichkeit, zur Ruhe zu kommen. Sprich innerlich im Atemrhythmus:

Ein:	Ich beruhige meine Lunge und Bronchien.
Aus:	Ich entspanne meine Lunge und Bronchien.
Kurz:	Lunge und Bronchien beruhigen – Lunge und Bronchien entspannen

Variante 3: Gesundheit und Harmonie

Erfülle deine Lunge und deine Bronchien mit Gesundheit und Harmonie. Sprich innerlich im Atemrhythmus:

Ein: Gesundheit erfüllt Lunge und Bronchien.
Aus: Harmonie erfüllt Lunge und Bronchien.
Kurz: Gesundheit – Harmonie

Schritt 4
Beziehe deinen ganzen Körper in die Meditation mit ein.
Nimm dich als ein Ganzes wahr, bevor du in den Alltag
zurückkehrst. Sprich innerlich beim Ein- und Ausatmen:

Ein: Ich nehme meinen ganzen Körper bewusst wahr.
Aus: Ich lächle meinem Körper liebevoll zu.
Kurz: Körper wahrnehmen – Körper zulächeln

Schenke deinem Körper ein Lächeln, und kehre mit diesem
Lächeln in den Alltag zurück. Dehne und rekele dich, und
spanne deine Muskeln kurz an, bevor du aufstehst.

Tönen für Lunge und Bronchien

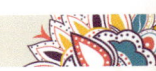

Auch hier ist die innere Sammlung eine wichtige Voraussetzung. Danach denke beim Einatmen an deine Lunge und
deine Bronchien – vielleicht kannst du sie innerlich sehen
oder spüren –, und atme mit einem Ton aus.

Schritt 1
Verbinde dich mit deinem Atem. Sprich innerlich im Atemrhythmus 3–5 Atemzüge lang:

Ich atme ein. – Ich atme aus.
Kurz: Ein – Aus

Schritt 2
Variante 1: Tönen
Wenn du einatmest, atme in deine Lunge und deine Bronchien hinein. Wenn du ausatmest, bringe deinen Ton zum Klingen. Mache dies 3–4 Mal.

Variante 2: Sanftes Pusten
Atme tief in deine Lunge hinein, und puste beim Ausatmen die Atemluft hörbar durch den Mund heraus, so, als wolltest du einen Gegenstand von Staub befreien, insgesamt 3–4 Mal.

Bleibe nach dem Tönen ein paar Atemzüge lang in der Ruhe. Spüre nach, wie es dir, deiner Lunge und deinen Bronchien geht. Lege deine Hände auf deinen Bauch, und atme bewusst in sie hinein. Dann dehne dich, und komme gut aus deiner Lunge wieder in deinem ganzen Körper und danach im Alltag an.

Visualisierung für Lunge und Bronchien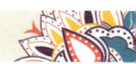

Sammle dich zunächst auf deinen Atem. Verbinde dich anschließend mit deiner Lunge und deinen Bronchien, und beginne dann die Visualisierung. Hierbei atmest du ganz normal weiter.

Schritt 1
Verbinde dich mit deinem Atem. Sprich innerlich im Atemrhythmus 3–5 Mal:

Ich atme ein. – Ich atme aus.
Kurz: Ein – Aus

Schritt 2

Komme mit deiner Lunge und deinen Bronchien in Kontakt. Lasse es zu einem intensiven Kontakt werden. Atme bewusst weiter, und denke an die Lage und die Aufgabe der Lunge und der Bronchien.

Schritt 3
Variante 1: Reinigende Visualisierung

Stelle dir vor, wie das Wasser einer heilenden Quelle deine Lunge und deine Bronchien umspült und belebt, wie das Wasser sie reinigt und alles abtransportiert, was belastend ist. Sieh, wie sie ganz frei werden. Erlebe, wie dein Atem sie erfüllt und wieder ausströmt.

Variante 2: Nährende Farbvisualisierung

Stelle dir vor, wie deine Lunge und deine Bronchien eine nährende und kräftigende Farbe annehmen. Die Farbe wird sich dir im Kontakt mit deiner Lunge und deinen Bronchien zeigen, ansonsten biete ihnen einfach eine an. Finde in Ruhe die »richtige« Farbe.

Bleibe nach der Visualisierung einige Atemzüge lang in der Ruhe. Spüre nach, wie es dir, deiner Lunge und deinen Bronchien geht. Du kannst auch deine Hände auf deinen Brustkorb legen. Lasse dich noch eine Weile von deinem Atem tragen …

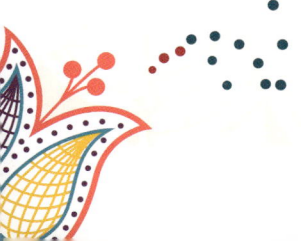

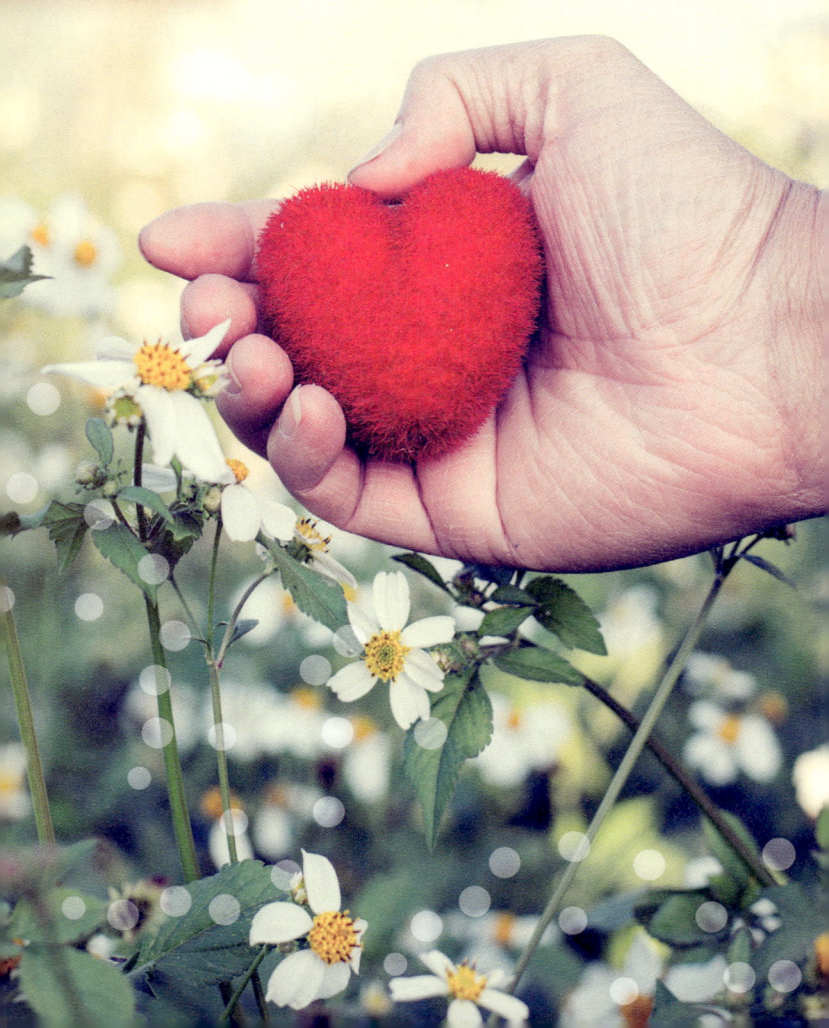

Herz

Unser Herz befindet sich in unserem Brustkorb – etwas nach links versetzt und leicht schräg hinter dem Brustbein. Der Herzmuskel ist der wichtigste Muskel unseres Körpers. Pro Minute pumpt unser Herz rund 5 Liter Blut in die entlegensten Winkel unseres Körpers. Über das Blut werden Sauerstoff, Hormone und Nährstoffe in die Körperzellen transportiert und Verbrauchtes aus dem Zellstoffwechsel sowie Kohlendioxid abtransportiert. Die längs verlaufende Scheidewand teilt das Herz in eine linke und eine rechte Hälfte. Diese beiden Herzhälften haben unterschiedliche Aufgaben: Das linke Herz pumpt Blut in den Körperkreislauf, während das rechte das Blut in den Lungenkreislauf pumpt.

Körpermeditation für das Herz

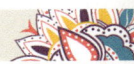

Hand aufs Herz – eine wohltuende Berührung kann dir bewusst machen, was dein Herz zu diesem Zeitpunkt braucht, was es leistet und was es fühlt. Gönne dir einen Augenblick der Ruhe, um auf dein Herz zu hören.

Schritt 1
Verbinde dich mit deinem Atem. Sprich innerlich im Atemrhythmus 3–5 Atemzüge lang:

Ich atme ein. – Ich atme aus.
Kurz: Ein – Aus

Schritt 2

Beruhige und entspanne deinen Körper. Sprich innerlich im
Atemrhythmus ca. 5 Atemzüge lang:

Ein: **Ich beruhige meinen Körper.**
Aus: **Ich entspanne meinen Körper.**
Kurz: **Körper beruhigen – Körper entspannen**

Schritt 3

Wende dich deinem Herzen zu. Finde durch Ausprobieren
heraus, welche Variante deinem Herzen am besten gefällt,
und bleibe für eine dir angenehme Zeit bei diesen Sätzen.

Variante 1: Liebevolles Lächeln

Schenke deinem Herzen ein liebevolles Lächeln. Lasse dafür
ein wirkliches Lächeln auf deinem Gesicht entstehen. Sprich
innerlich im Atemrhythmus:

Ein: **Ich begrüße mein Herz.**
Aus: **Ich lächle meinem Herzen liebevoll zu.**
Kurz: **Herz begrüßen – Herz zulächeln**

Variante 2: Ruhe und Entspannung

Gib deinem Herzen die Möglichkeit, zur Ruhe zu kommen.
Entspanne dein Herz. Sprich innerlich im Atemrhythmus:

Ein: **Ich nehme mein Herz bewusst wahr.**
Aus: **Ich entspanne mein Herz.**
Kurz: **Herz wahrnehmen – Herz entspannen**

Variante 3: Gesundheit und Harmonie

Erfülle dein Herz mit Gesundheit und Harmonie. Sprich
innerlich im Atemrhythmus:

Ein: Gesundheit erfüllt mein Herz.
Aus: Harmonie erfüllt mein Herz.
Kurz: Gesundheit – Harmonie

Variante 4: Beruhigung

Diese Meditation ist hilfreich, wenn dein Herz zu schnell schlägt, denn sie wirkt sehr beruhigend. Sprich innerlich beim Ein- und Ausatmen:

Ein: Mein Herz schlägt ruhig.
Aus: Mein Herz schlägt friedvoll.
Kurz: Ruhe – Frieden

Es kann auch hilfreich sein, die Unruhe deines Herzens in Bewegung zu bringen. Eine Möglichkeit ist, im Kreis zu gehen, denn dabei kann sich dein Herzschlag beruhigen. Du kannst dein Herz direkt fragen, was es dir mit seiner Unruhe sagen will. Schaue dir hierfür das Organgespräch auf S. 101 an, das dich mit deinem Herzen in Kontakt bringen kann.

Schritt 4

Beziehe wieder deinen ganzen Körper in die Meditation mit ein. Nimm dich als ein Ganzes wahr, bevor du in den Alltag zurückkehrst. Sprich innerlich beim Ein- und Ausatmen:

Ein: Ich nehme meinen ganzen Körper bewusst wahr.
Aus: Ich lächle meinem Körper liebevoll zu.
Kurz: Körper wahrnehmen – Körper zulächeln

Schenke deinem Körper ein Lächeln, und kehre mit diesem Lächeln in den Alltag zurück. Dehne und rekele dich, und spanne deine Muskeln kurz an, bevor du aufstehst.

Tönen für das Herz

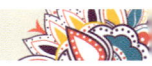

Auch hier ist die innere Sammlung eine wichtige Voraussetzung. Danach denke beim Einatmen an dein Herz – vielleicht kannst du es innerlich sehen oder spüren –, und atme mit einem Ton aus.

Schritt 1
Verbinde dich mit deinem Atem. Sprich innerlich im Atemrhythmus 3–5 Atemzüge lang:

Ich atme ein. – Ich atme aus.
Kurz: Ein – Aus

Schritt 2
Wenn du einatmest, atme in das Herz hinein. Wenn du ausatmest, bringe deinen Ton zum Klingen. Mache dies 3–4 Mal.

Bleibe nach dem Tönen ein paar Atemzüge lang in der Ruhe. Spüre nach, wie es dir und deinem Herzen geht. Lasse deine Hand so lange auf deinem Herzen liegen, wie es dir angenehm ist. Dann dehne dich, und komme gut aus deinem Herzen wieder in deinem ganzen Körper und danach im Alltag an.

Visualisierung für das Herz

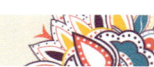

Sammle dich zunächst auf deinen Atem. Verbinde dich anschließend mit deinem Herzen, und beginne dann die Visualisierung. Hierbei atmest du ganz normal weiter.

Schritt 1
Verbinde dich mit deinem Atem. Sprich innerlich im Atemrhythmus 3–5 Atemzüge lang:

Ich atme ein. – Ich atme aus.
Kurz: Ein – Aus

Schritt 2
Komme mit deinem Herzen in Kontakt. Lasse es zu einem intensiven Kontakt werden. Atme bewusst weiter, und denke an die Lage und die Aufgabe des Herzens.

Schritt 3
Variante 1: Reinigende Visualisierung
Stelle dir vor, wie das Wasser einer heilenden Quelle dein Herz sanft umspült und belebt, wie das Wasser es reinigt und alles abtransportiert, was belastend ist.

Variante 2: Nährende Farbvisualisierung
Stelle dir vor, wie dein Herz eine nährende und kräftigende Farbe annimmt. Die Farbe wird sich dir im Kontakt mit deinem Herzen zeigen, ansonsten biete ihm einfach eine an. Finde in Ruhe die »richtige« Farbe.

Variante 3: Herz in den Händen halten
Stelle dir vor, wie du dein Herz in deine Hände nimmst, wie es ruhig in deinen Händen liegt und wie du es sanft massierst. Übertrage mit deinen Händen Kraft auf dein Herz.

Bleibe nach der Visualisierung einige Atemzüge lang in der Ruhe. Du kannst auch deine Hände auf dein Herz legen. Lasse dich noch eine Weile von deinem Atem tragen …

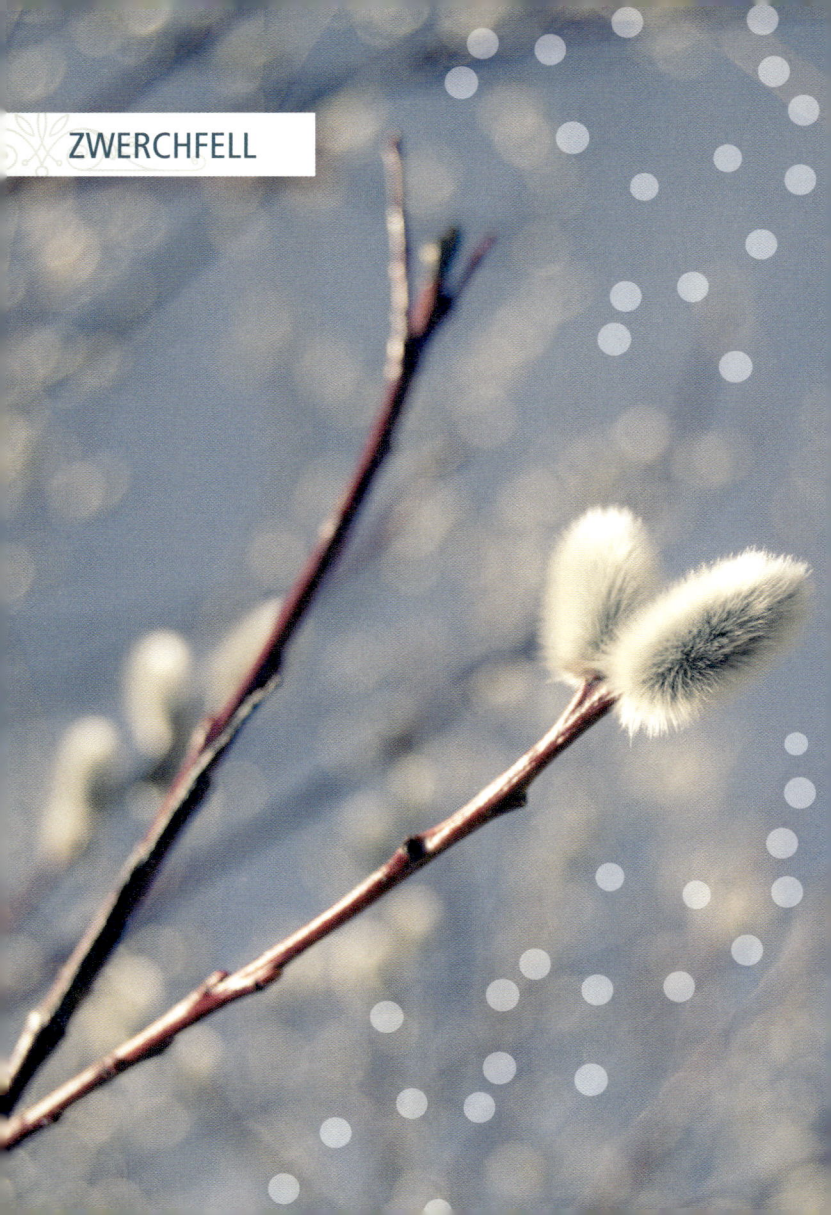

ZWERCHFELL

Zwerchfell

Unser Zwerchfell hat eine kuppelartige Form. Es trennt die Brusthöhle von der Bauchhöhle und bildet ein Dach für Leber, Magen, Milz und Nieren und einen Boden für Herz und Lunge. Beim Einatmen senkt sich die Kuppel des Zwerchfells, beim Ausatmen bewegt sich das Zwerchfell in die Ausgangslage zurück. Durch diese Auf- und Abbewegung werden unser Herz und unsere Bauchorgane massiert.

Körpermeditation für das Zwerchfell

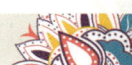

Das Zwerchfell ist für jeden deiner Atemzüge von zentraler Bedeutung. Am schwingungsfähigsten ist und bleibt es, wenn du in den Bauch atmest. Achte einmal darauf, wie es sich anfühlt, liegend oder stehend bewusst in den Bauch zu atmen.

Schritt 1
Verbinde dich mit deinem Atem. Sprich innerlich im Atemrhythmus 3–5 Atemzüge lang:

Ich atme ein. – Ich atme aus.
Kurz: Ein – Aus

Schritt 2
Beruhige und entspanne deinen Körper. Sprich innerlich im Atemrhythmus ca. 5 Atemzüge lang:

Ein: Ich beruhige meinen Körper.
Aus: Ich entspanne meinen Körper.
Kurz: Körper beruhigen – Körper entspannen

Schritt 3

Wende dich deinem Zwerchfell zu. Finde durch Ausprobieren heraus, welche Variante deinem Zwerchfell am besten gefällt, und bleibe dann für eine dir angenehme Zeit bei diesen Sätzen.

Variante 1: Liebevolles Lächeln

Schenke deinem Zwerchfell ein liebevolles Lächeln. Lasse dafür ein wirkliches Lächeln auf deinem Gesicht entstehen. Sprich innerlich im Atemrhythmus:

Ein: **Ich begrüße mein Zwerchfell.**
Aus: **Ich lächle meinem Zwerchfell liebevoll zu.**
Kurz: **Zwerchfell begrüßen – Zwerchfell zulächeln**

Variante 2: Ruhe und Entspannung

Gib deinem Zwerchfell die Möglichkeit, zur Ruhe zu kommen. Sprich innerlich im Atemrhythmus:

Ein: **Ich nehme mein Zwerchfell bewusst wahr.**
Aus: **Ich entspanne mein Zwerchfell.**
Kurz: **Zwerchfell wahrnehmen – Zwerchfell entspannen**

Variante 3: Beweglichkeit und Harmonie

Erfülle dein Zwerchfell mit Beweglichkeit und Harmonie, um ein harmonisches Schwingen des Zwerchfells zu erreichen und mögliche Verspannungen zu lösen. Lege eine Hand auf deinen Oberbauch unterhalb des Brustbeins, und begleite die Atembewegung an dieser Stelle. Sprich innerlich im Atemrhythmus:

Ein: **Beweglichkeit erfüllt mein Zwerchfell.**
Aus: **Harmonie erfüllt mein Zwerchfell.**
Kurz: **Beweglichkeit – Harmonie**

Schritt 4

Beziehe wieder deinen ganzen Körper in die Meditation mit ein. Nimm dich als ein Ganzes wahr, bevor du in den Alltag zurückkehrst. Sprich innerlich beim Ein- und Ausatmen:

Ein: Ich nehme meinen ganzen Körper bewusst wahr.
Aus: Ich lächle meinem Körper liebevoll zu.
Kurz: Körper wahrnehmen – Körper zulächeln

Schenke deinem Körper ein Lächeln, und kehre mit diesem Lächeln in den Alltag zurück. Dehne und rekele dich, und spanne deine Muskeln kurz an, bevor du aufstehst.

Tönen für das Zwerchfell

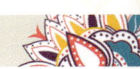

Auch hier ist die innere Sammlung eine wichtige Voraussetzung. Danach denke beim Einatmen an dein Zwerchfell – vielleicht kannst du es innerlich sehen oder spüren –, und atme mit einem Ton aus.

Schritt 1

Verbinde dich mit deinem Atem. Sprich innerlich im Atemrhythmus 3–5 Atemzüge lang:

Ich atme ein. – Ich atme aus.
Kurz: Ein – Aus

Schritt 2
Variante 1: Tönen

Wenn du einatmest, atme in das Zwerchfell hinein. Wenn du ausatmest, bringe deinen Ton zum Klingen. Mache dies 3–4 Mal.

Variante 2: Sanftes Pusten
Atme tief in das Zwerchfell hinein, und puste beim Ausatmen die Atemluft hörbar durch den Mund heraus, so, als wollest du einen Gegenstand von Staub befreien. Mache dies insgesamt 3–4 Mal.

Bleibe nach dem Tönen ein paar Atemzüge lang in der Ruhe, und spüre nach, wie es dir und deinem Zwerchfell geht. Lege deine Hände auf den Bauch, und atme in sie hinein. Dann dehne dich, und komme gut aus deiner Lunge wieder in deinem ganzen Körper und danach im Alltag an.

Visualisierung für das Zwerchfell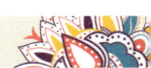

Sammle dich zunächst auf deinen Atem. Verbinde dich anschließend mit deinem Zwerchfell, und beginne dann die Visualisierung. Hierbei atmest du ganz normal weiter.

Schritt 1
Verbinde dich mit deinem Atem. Sprich innerlich im Atemrhythmus 3–5 Atemzüge lang:

**Ich atme ein. – Ich atme aus.
Kurz: Ein – Aus**

Schritt 2
Komme mit deinem Zwerchfell in Kontakt. Lasse es zu einem intensiven Kontakt werden. Atme bewusst weiter, und denke an die Lage und Aufgabe deines Zwerchfells.

Schritt 3
Variante 1: Reinigende Visualisierung
Stelle dir vor, wie das Wasser einer heilenden Quelle dein Zwerchfell sanft umspült und belebt, wie das Wasser es reinigt und alles abtransportiert, was belastend ist.

Variante 2: Nährende Farbvisualisierung
Stelle dir vor, wie dein Zwerchfell eine nährende und kräftigende Farbe annimmt. Die Farbe wird sich dir im Kontakt mit deinem Zwerchfell zeigen, ansonsten biete ihm einfach eine an. Finde in Ruhe die »richtige« Farbe.

Variante 3: Beweglichkeit
Stelle dir vor, wie dein Zwerchfell mit dem Atem schwingt, wie es sich beim Einatmen senkt und beim Ausatmen wieder gelöst in die Ausgangsposition zurückschwingt. Achte bei dieser Übung darauf, in den Bauch zu atmen.

Bleibe nach der Visualisierung einige Atemzüge lang in der Ruhe. Du kannst auch deine Hände auf den Oberbauch direkt unters Brustbein legen. Lasse dich noch eine Weile von deinem Atem tragen …

Heilung

Innehalten, ruhig werden,
auf den Grund
der Seele sinken,
dort den Weg
der Heilung finden.

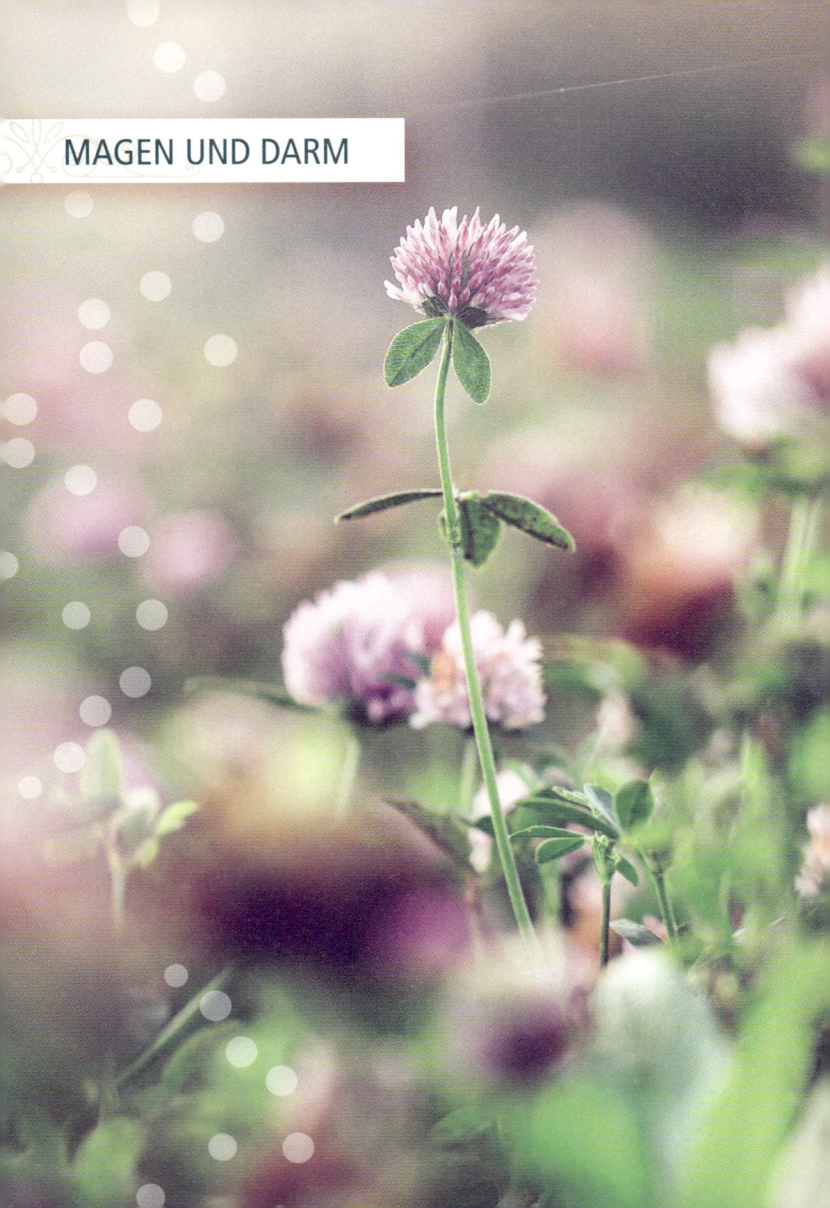

Magen und Darm

Unser Magen liegt unterhalb des Zwerchfells. Hier wird unsere Nahrung mithilfe der Magensäure verdaut und an den Dünndarm gegeben. Der Darm ist 5 bis 6 Meter lang und gliedert sich in Dünndarm, Dickdarm, Mastdarm. Im Darm werden die Verdauungsvorgänge fortgesetzt, die Nahrung aufgespalten und die Nährstoffe über die Dünndarmschleimhaut an das Blut und die Lymphe weitergegeben. Die übrigen Nahrungsreste werden zum Dickdarm geleitet, wo der Darminhalt eingedickt und Unverwertbares mithilfe der Bakterien der Darmflora umgewandelt und ausgeschieden wird.

Körpermeditation für Magen und Darm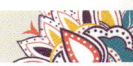

Schlägt dir etwas auf den Magen? Hast du etwas noch nicht verdaut? Jeder kennt diese Redewendungen. Magen und Darm nehmen es mit jeder Art Nahrung auf, die wir ihnen zuführen. Dies ist ein guter Grund für eine liebevolle Fürsorge.

Schritt 1
Verbinde dich mit deinem Atem. Sprich innerlich im Atemrhythmus 3–5 Atemzüge lang:

Ich atme ein. – Ich atme aus.
Kurz: Ein – Aus

Schritt 2
Beruhige und entspanne deinen Körper. Sprich innerlich im Atemrhythmus ca. 5 Atemzüge lang:

Ein:	Ich beruhige meinen Körper.
Aus:	Ich entspanne meinen Körper.
Kurz:	Körper beruhigen – Körper entspannen

Schritt 3

Wende dich deinem Magen und deinem Darm zu. Finde durch Ausprobieren heraus, welche Variante deinem Gehirn am besten gefällt, und bleibe dann für eine dir angenehme Zeit bei diesen Sätzen.

Variante 1: Liebevolles Lächeln

Schenke deinem Magen und deinem Darm ein liebevolles Lächeln. Lasse dafür ein wirkliches Lächeln auf deinem Gesicht entstehen. Sprich innerlich im Atemrhythmus:

Ein:	Ich begrüße Magen und Darm.
Aus:	Ich lächle Magen und Darm liebevoll zu.
Kurz:	Magen und Darm begrüßen – Magen und Darm zulächeln

Variante 2: Ruhe und Entspannung

Gib deinem Magen und deinem Darm die Möglichkeit, zur Ruhe zu kommen. Sprich innerlich beim Ein- und Ausatmen:

Ein:	Ich beruhige Magen und Darm.
Aus:	Ich entspanne Magen und Darm.
Kurz:	Magen und Darm beruhigen – Magen und Darm entspannen

Variante 3: Unterstützung

Unterstütze die Funktion deines Magens und Darms. Wenn du diese Meditation auf ein Organ beschränken möchtest, dann folge diesem Impuls. Sprich innerlich im Atemrhythmus:

Ein:	Ich nehme Magen und Darm bewusst wahr.
Aus:	Ich unterstütze die Verdauungsfunktion.
Kurz:	Magen und Darm wahrnehmen – Verdauungs-funktion unterstützen

Variante 4: Gesundheit und Harmonie

Erfülle Magen und Darm mit Gesundheit und Harmonie. Sprich innerlich im Atemrhythmus:

Ein:	Gesundheit erfüllt Magen und Darm.
Aus:	Harmonie erfüllt Magen und Darm.
Kurz:	Gesundheit – Harmonie

Schritt 4

Beziehe wieder deinen ganzen Körper in die Meditation mit ein. Nimm dich als ein Ganzes wahr, bevor du in den Alltag zurückkehrst. Sprich innerlich beim Ein- und Ausatmen:

Ein:	Ich nehme meinen ganzen Körper bewusst wahr.
Aus:	Ich lächle meinem Körper liebevoll zu.
Kurz:	Körper wahrnehmen – Körper zulächeln

Schenke deinem Körper ein Lächeln, und kehre mit diesem Lächeln in den Alltag zurück. Dehne und rekele dich, und spanne deine Muskeln kurz an, bevor du aufstehst.

Tönen für Magen und Darm

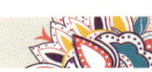

Auch hier ist die innere Sammlung eine wichtige Voraussetzung. Danach denke beim Einatmen an deinen Magen und deinen Darm – vielleicht kannst du sie innerlich sogar sehen oder spüren –, und atme mit einem Ton aus.

Schritt 1
Verbinde dich mit deinem Atem. Sprich innerlich im Atemrhythmus 3–5 Atemzüge lang:

Ich atme ein. – Ich atme aus.
Kurz: Ein – Aus

Schritt 2
Wenn du einatmest, atme in deinen Magen und deinen Darm hinein. Wenn du ausatmest, bringe deinen Ton zum Klingen. Töne 3–6 Mal. Wenn du für Magen und Darm getrennt tönst, dann töne für jedes Organ ca. 3 Mal.

Bleibe einige Atemzüge lang in der Ruhe. Spüre nach wie es dir, deinem Magen und deinem Darm geht. Lege deine Hände auf den Bauch, und atme in sie hinein. Dann dehne dich, und komme gut aus deinem Magen und deinem Darm wieder in deinem ganzen Körper und danach im Alltag an.

Visualisierung für Magen und Darm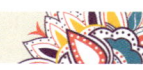

Sammle dich zunächst auf deinen Atem. Verbinde dich anschließend mit deinem Magen und Darm, und beginne dann die Visualisierung. Hierbei atmest du ganz normal weiter.

Schritt 1
Verbinde dich mit deinem Atem. Sprich innerlich im Atemrhythmus 3–5 Atemzüge lang:

Ich atme ein. – Ich atme aus.
Kurz: Ein – Aus

Schritt 2
Komme mit deinem Magen und Darm in Kontakt. Lasse es zu einem intensiven Kontakt werden. Atme bewusst weiter, und denke an die Lage und die Aufgabe der beiden Organe.

Schritt 3
Du kannst die Visualisierung auch für die beiden Organe getrennt ausführen. Probiere es einfach aus, und entscheide nach deinen Bedürfnissen.

Variante 1: Reinigende Visualisierung
Stelle dir vor, wie das Wasser einer heilenden Quelle Magen und Darm umspült und belebt, wie das Wasser sie reinigt und alles abtransportiert, was belastend ist.

Variante 2: Nährende Farbvisualisierung
Stelle dir vor, wie Magen und Darm von einer nährenden und kräftigenden Farbe erfüllt werden. Wenn sich dir unterschiedliche Farben für die Organe zeigen, lasse das zu. Ansonsten biete ihnen einfach eine an. Finde in Ruhe die »richtige« Farbe.

Variante 3: Erneuerung
Stelle dir vor, wie sich deine Darmflora erneuert. Denke dabei an eine bunte Blumenwiese, die allmählich zu blühen anfängt.

Bleibe nach der Visualisierung einige Atemzüge lang in der Ruhe. Du kannst auch deine Hände auf deinen Bauch legen. Lasse dich noch eine Weile von deinem Atem tragen …

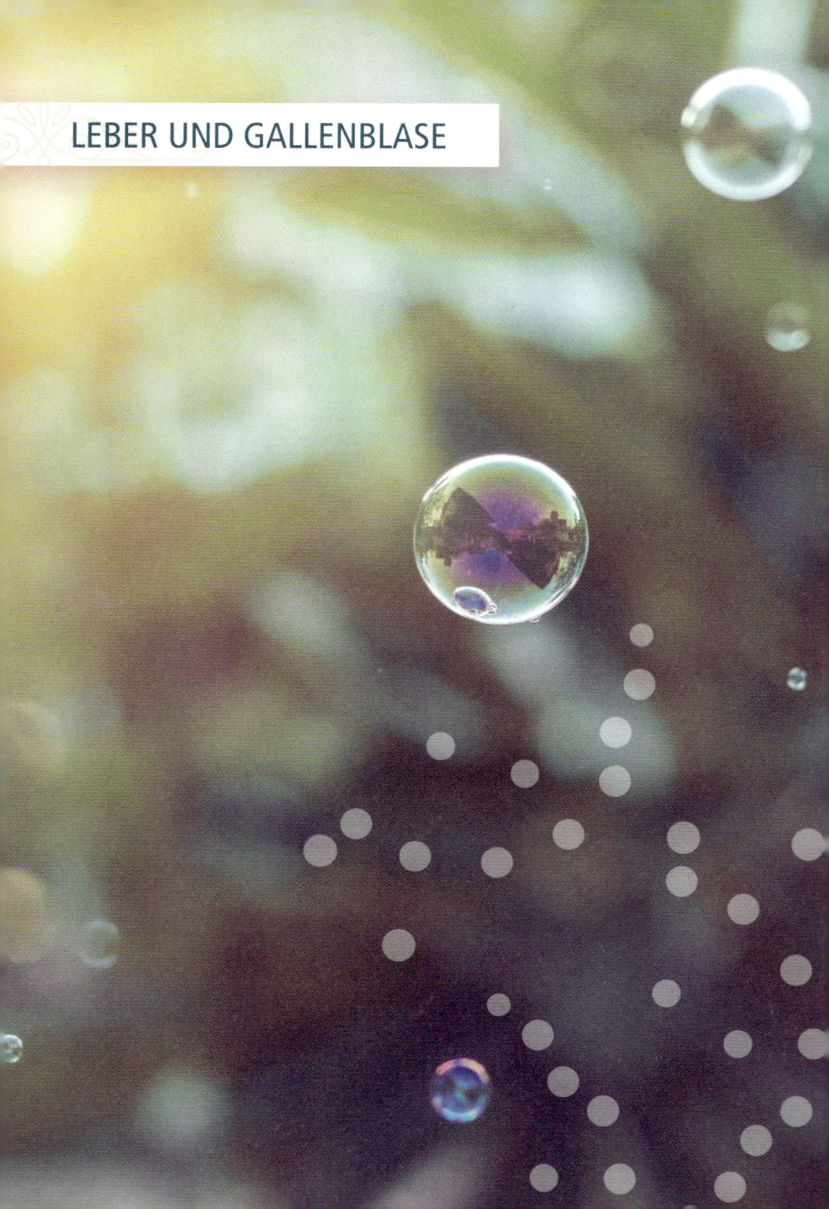

LEBER UND GALLENBLASE

Leber und Gallenblase

Unsere Leber ist unser größtes inneres Organ. Als zentrales Stoffwechselorgan steuert es den Eiweiß-, Fett- und Kohlenhydratstoffwechsel sowie den Vitamin-, Mineralstoff- und Hormonhaushalt. Als Speicherorgan bildet sie Nährstoffdepots, aus denen je nach Bedarf Zucker oder Vitamine freigesetzt werden. Als Entgiftungs- und Ausscheidungsorgan filtert sie giftige Substanzen aus dem Blut, die sie zu ungiftigen Substanzen umbaut, sodass sie über die Nieren oder den Darm ausgeschieden werden können. Als Drüse produziert die Leber Gallensaft, der im Dünndarm zur Fettverdauung gebraucht wird. Unsere Gallenblase liegt am unteren Rand der Leber und dient als Speicher für diese Gallenflüssigkeit.

Körpermeditation für Leber und Gallenblase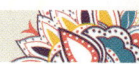

Überwältigend, zu lesen, welch vielfältige Aufgaben die Leber hat. Mache dir das immer wieder bewusst, um dann mithilfe der Übungen ein Gefühl der Dankbarkeit zu deiner Leber und deiner Galle zu senden. Nutze hierfür auch das Organgespräch (siehe S. 101).

Schritt 1
Verbinde dich mit deinem Atem. Sprich innerlich im Atemrhythmus 3–5 Atemzüge lang:

Ich atme ein. – Ich atme aus.
Kurz: Ein – Aus

Schritt 2

Beruhige und entspanne deinen Körper. Sprich innerlich im Atemrhythmus 5 Atemzüge:

Ein: Ich beruhige meinen Körper.
Aus: Ich entspanne meinen Körper.
Kurz: Körper beruhigen – Körper entspannen

Schritt 3

Wende dich deiner Leber und deiner Galle zu. Finde durch Ausprobieren heraus, welche Variante deiner Leber und deiner Galle am besten gefällt. Bleibe dann für eine dir angenehme Zeit bei diesen Sätzen.

Variante 1: Liebevolles Lächeln

Schenke deiner Leber und deiner Galle ein liebevolles Lächeln. Lasse dafür ein wirkliches Lächeln auf deinem Gesicht entstehen. Sprich innerlich im Atemrhythmus:

Ein: Ich begrüße Leber und Galle.
Aus: Ich lächle Leber und Galle liebevoll zu.
Kurz: Leber und Galle begrüßen – Leber und Galle zulächeln

Variante 2: Ruhe und Entspannung

Gib deiner Leber und deiner Galle die Möglichkeit, zur Ruhe zu kommen. Sprich innerlich im Atemrhythmus:

Ein: Ich beruhige Leber und Galle.
Aus: Ich entspanne Leber und Galle.
Kurz: Leber und Galle beruhigen – Leber und Galle entspannen

Variante 3: Unterstützung
Unterstütze die Entgiftungsfunktion deiner Leber. Sprich
innerlich im Atemrhythmus:

Ein: **Ich nehme meine Leber bewusst wahr.**
Aus: **Ich unterstütze die Entgiftungsfunktion der Leber.**
Kurz: **Leber wahrnehmen – Leberfunktion unterstützen**

Variante 4: Gesundheit und Harmonie
Erfülle deine Leber und deine Gallenblase mit Gesundheit
und Harmonie. Sprich innerlich im Atemrhythmus:

Ein: **Gesundheit erfüllt Leber und Galle.**
Aus: **Harmonie erfüllt Leber und Galle.**
Kurz: **Gesundheit – Harmonie**

Schritt 4
Beziehe wieder deinen ganzen Körper in die Meditation mit
ein. Nimm dich als ein Ganzes wahr, bevor du in den Alltag
zurückkehrst. Sprich innerlich beim Ein- und Ausatmen:

Ein: **Ich nehme meinen ganzen Körper bewusst wahr.**
Aus: **Ich lächle meinem Körper liebevoll zu.**
Kurz: **Körper wahrnehmen – Körper zulächeln**

Schenke deinem Körper ein Lächeln, und kehre mit diesem
Lächeln in den Alltag zurück. Dehne und rekele dich, und
spanne deine Muskeln kurz an, bevor du aufstehst.

Tönen für Leber und Gallenblase

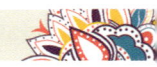

Auch hier ist die innere Sammlung eine wichtige Voraussetzung. Danach denke beim Einatmen an deine Leber und deine Galle – vielleicht kannst du sie innerlich sogar sehen oder spüren –, und atme mit einem Ton aus.

Schritt 1
Verbinde dich mit deinem Atem. Sprich innerlich im Atemrhythmus 3–5 Atemzüge lang:

Ich atme ein. – Ich atme aus.
Kurz: Ein – Aus

Schritt 2
Wenn du einatmest, atme in deine Leber und deine Galle hinein. Wenn du ausatmest, bringe deinen Ton zum Klingen. Töne 3–6 Mal. Wenn du für Leber und Galle getrennt tönst, dann töne für jedes Organ ca. 3 Mal.

Bleibe einige Atemzüge lang in der Ruhe. Spüre nach, wie es dir, deiner Leber und deiner Galle geht. Lege deine Hände auf den Bauch, und atme in sie hinein. Dann dehne dich, und komme gut aus deiner Leber und deiner Gallenblase wieder in deinem ganzen Körper an und danach im Alltag an.

Visualisierung für Leber und Gallenblase

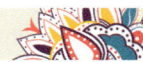

Sammle dich zunächst auf deinen Atem. Verbinde dich anschließend mit deiner Leber und deiner Galle, und beginne dann die Visualisierung. Hierbei atmest du ganz normal weiter.

Schritt 1
Verbinde dich mit deinem Atem. Sprich innerlich im Atemrhythmus 3–5 Atemzüge lang:

Ich atme ein. – Ich atme aus.
Kurz: Ein – Aus

Schritt 2
Komme mit deiner Leber und Gallenblase in Kontakt. Lasse es zu einem intensiven Kontakt werden. Atme bewusst weiter, und denke an die Lage und die Aufgabe der beiden Organe.

Schritt 3
Du kannst die Visualisierung auch für die beiden Organe getrennt ausführen. Probiere es einfach aus, und entscheide nach deinen Bedürfnissen.

Variante 1: Reinigende Visualisierung
Stelle dir vor, wie das Wasser einer heilenden Quelle deine Leber und Galle sanft umspült und belebt, wie das Wasser sie reinigt und alles abtransportiert, was belastend ist.

Variante 2: Nährende Farbvisualisierung
Stelle dir vor, wie Leber und Galle eine nährende und kräftigende Farbe annehmen. Wenn sich dir unterschiedliche Farben für die Organe zeigen, lasse das zu. Ansonsten biete ihnen einfach eine an. Finde in Ruhe die »richtige« Farbe.

Bleibe nach der Visualisierung einige Atemzüge lang in der Ruhe. Du kannst auch deine Hände auf deinen Bauch legen. Lasse dich noch eine Weile von deinem Atem tragen …

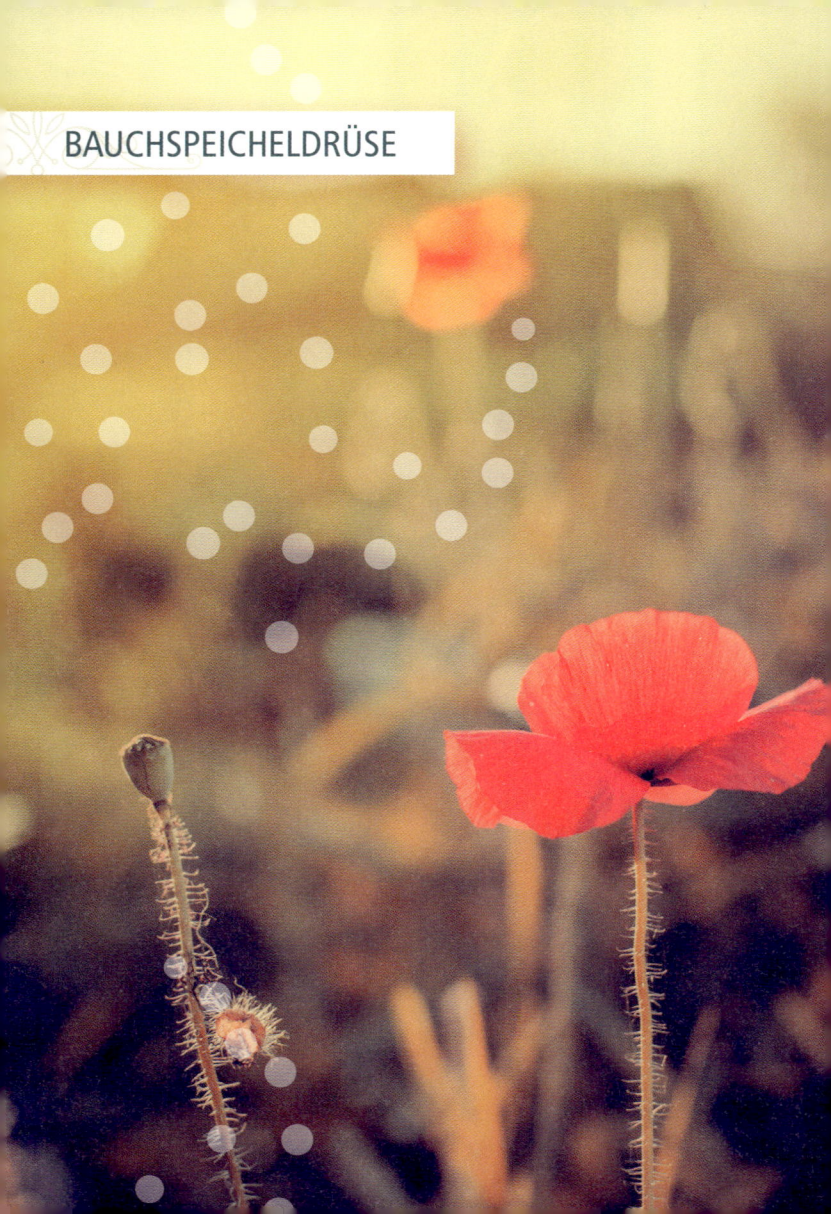

Bauchspeicheldrüse

Unsere Bauchspeicheldrüse liegt quer im Oberbauch hinter dem Magen und erfüllt sehr wichtige Funktionen: Zum einen produziert sie als Verdauungsdrüse ein Verdauungssekret mit verschiedenen Enzymen zur Aufspaltung unserer Nahrung, zum anderen bildet sie das für die Blutzuckerregulation wichtige Insulin.

Körpermeditation für die Bauchspeicheldrüse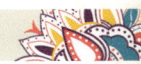

Die Bauchspeicheldrüse steht meistens weniger im Fokus unseres Bewusstseins. Dennoch oder gerade deshalb ist es wichtig, die ihr gebührende liebevolle Zuwendung zu geben. Schenke ihr deine Aufmerksamkeit und dein Lächeln.

Schritt 1
Verbinde dich mit deinem Atem. Sprich innerlich im Atemrhythmus 3–5 Atemzüge lang:

Ich atme ein. – Ich atme aus.
Kurz: Ein – Aus

Schritt 2
Beruhige und entspanne deinen Körper. Sprich innerlich im Atemrhythmus ca. 5 Atemzüge lang:

Ein: **Ich beruhige meinen Körper.**
Aus: **Ich entspanne meinen Körper.**
Kurz: **Körper beruhigen – Körper entspannen**

Schritt 3

Wende dich deiner Bauchspeicheldrüse zu. Finde durch Ausprobieren heraus, welche Variante deiner Bauchspeicheldrüse am besten gefällt, bleibe dann für eine dir angenehme Zeit bei diesen Sätzen.

Variante 1: Liebevolles Lächeln

Schenke deiner Bauchspeicheldrüse ein echtes Lächeln. Lasse dafür ein wirkliches Lächeln auf deinem Gesicht entstehen. Sprich innerlich im Atemrhythmus:

Ein: **Ich begrüße meine Bauchspeicheldrüse.**
Aus: **Ich lächle meiner Bauchspeicheldrüse liebevoll zu.**
Kurz: **Bauchspeicheldrüse begrüßen – Bauchspeicheldrüse zulächeln**

Variante 2: Ruhe und Entspannung

Gib deiner Bauchspeicheldrüse die Möglichkeit, zur Ruhe zu kommen. Sprich innerlich im Atemrhythmus:

Ein: **Ich beruhige meine Bauchspeicheldrüse.**
Aus: **Ich entspanne meine Bauchspeicheldrüse.**
Kurz: **Bauchspeicheldrüse beruhigen – Bauchspeicheldrüse entspannen**

Variante 3: Stärkung

Stärke die Funktion deiner Bauchspeicheldrüse. Sprich innerlich im Atemrhythmus:

Ein: **Ich nehme meine Bauchspeicheldrüse bewusst wahr.**
Aus: **Ich stärke die Funktion der Bauchspeicheldrüse.**

Kurz: **Bauchspeicheldrüse wahrnehmen – ihre Funktion stärken**

Variante 4: Gesundheit und Harmonie
Erfülle deine Bauchspeicheldrüse mit Gesundheit und Harmonie. Sprich innerlich im Atemrhythmus:

Ein: **Gesundheit erfüllt meine Bauchspeicheldrüse.**
Aus: **Harmonie erfüllt meine Bauchspeicheldrüse.**
Kurz: **Gesundheit – Harmonie**

Schritt 4
Beziehe wieder deinen ganzen Körper mit ein. Nimm dich als ein Ganzes wahr, bevor du in den Alltag zurückkehrst. Sprich innerlich beim Ein- und Ausatmen:

Ein: **Ich nehme meinen ganzen Körper bewusst wahr.**
Aus: **Ich lächle meinem Körper liebevoll zu.**
Kurz: **Körper wahrnehmen – Körper zulächeln**

Schenke deinem Körper ein Lächeln, und kehre mit diesem Lächeln in den Alltag zurück. Dehne und rekele dich, und spanne deine Muskeln kurz an, bevor du aufstehst.

Tönen für die Bauchspeicheldrüse

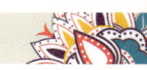

Auch hier ist die innere Sammlung eine wichtige Voraussetzung. Danach denke beim Einatmen an deine Bauchspeicheldrüse – vielleicht kannst du sie innerlich sehen oder spüren –, und atme mit einem Ton aus.

Schritt 1
Verbinde dich mit deinem Atem. Sprich innerlich im Atemrhythmus 3–5 Atemzüge lang:

Ich atme ein. – Ich atme aus.
Kurz: Ein – Aus

Schritt 2
Wenn du einatmest, atme in deine Bauchspeicheldrüse hinein. Wenn du ausatmest, bringe deinen Ton zum Klingen. Mache dies 3–4 Mal.

Bleibe einige Atemzüge lang in der Ruhe, und spüre nach, wie es dir und deiner Brauchspeicheldrüse geht. Lege deine Hände auf den Bauch, und atme in sie hinein. Dann dehne dich, und komme gut aus deiner Bauchspeicheldrüse wieder in deinem ganzen Körper und danach im Alltag an.

Visualisierung für die Bauchspeicheldrüse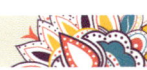

Sammle dich zunächst auf deinen Atem. Verbinde dich anschließend mit deiner Bauchspeicheldrüse, und beginne dann die Visualisierung. Hierbei atmest du ganz normal weiter.

Schritt 1
Verbinde dich mit deinem Atem. Sprich innerlich im Atemrhythmus 3–5 Atemzüge lang:

Ich atme ein. – Ich atme aus.
Kurz: Ein – Aus

Schritt 2

Komme mit deiner Bauchspeicheldrüse in Kontakt. Lasse es zu einem intensiven Kontakt werden. Atme bewusst weiter, und denke an die Lage und die Aufgabe der Bauchspeicheldrüse.

Schritt 3

Variante 1: Reinigende Visualisierung

Stelle dir vor, wie das Wasser einer heilenden Quelle deine Bauchspeicheldrüse sanft umspült und belebt, wie das Wasser es reinigt und alles abtransportiert, was belastend ist.

Variante 2: Nährende Farbvisualisierung

Stelle dir vor, wie deine Bauchspeicheldrüse eine nährende und kräftigende Farbe annimmt. Wenn sich dir nicht von selbst eine Farbe zeigt, biete deiner Bauchspeicheldrüse eine an. Lasse dir Zeit, bis du die »richtige« Farbe gefunden hast.

Bleibe nach der Visualisierung wieder einige Atemzüge lang in der Ruhe. Du kannst auch deine Hände auf deine Schläfen legen. Lasse dich noch eine Weile von deinem Atem tragen …

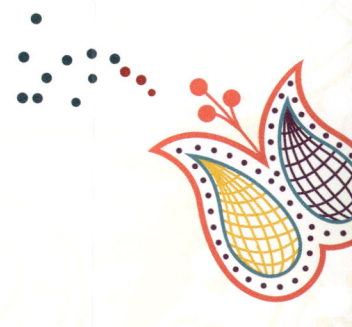

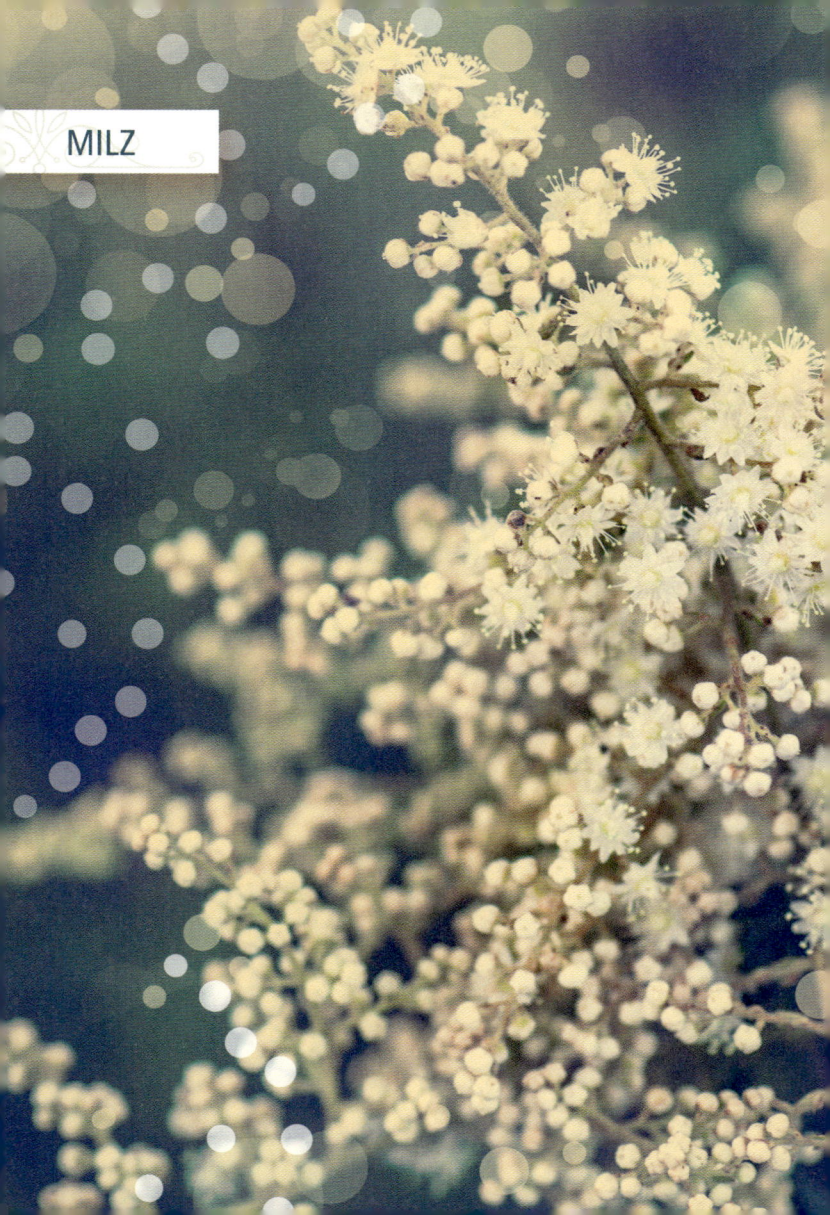

MILZ

Milz

Unsere Milz liegt unterhalb des Zwerchfells, und zwar neben dem Magen im linken Oberbauch. Sie ist ein sehr stark durchblutetes Organ. Die Milz dient der Speicherung und dem Abbau von Blut und unterstützt das Immunsystem. In ihr werden alte Blutzellen entfernt und Krankheitserreger mithilfe weißer Blutkörperchen erkannt und beseitigt.

Körpermeditation für die Milz

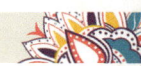

Die Milz ist vielleicht ebenso wenig präsent in deinem Bewusstsein wie die Bauchspeicheldrüse. Nimm deshalb deine Milz für einige Zeit ganz nah zu dir, stärke sie mit heilsamen Übungen, sprich mit ihr, und schenke ihr ein Lächeln.

Schritt 1
Verbinde dich mit deinem Atem. Sprich innerlich im Atemrhythmus 3–5 Atemzüge lang:

Ich atme ein. – Ich atme aus.
Kurz: Ein – Aus

Schritt 2
Beruhige und entspanne deinen Körper. Sprich innerlich im Atemrhythmus ca. 5 Atemzüge lang:

Ein: **Ich beruhige meinen Körper.**
Aus: **Ich entspanne meinen Körper.**
Kurz: **Körper beruhigen – Körper entspannen**

Schritt 3

Wende dich deiner Milz zu. Finde durch Ausprobieren heraus, welche Variante deiner Milz am besten gefällt, bleibe dann für eine dir angenehme Zeit bei diesen Sätzen.

Variante 1: Liebevolles Lächeln

Schenke deiner Milz ein Lächeln. Lasse dafür ein wirkliches Lächeln auf deinem Gesicht entstehen. Sprich innerlich im Atemrhythmus:

Ein: Ich begrüße meine Milz.
Aus: Ich lächle meiner Milz liebevoll zu.
Kurz: Milz begrüßen – Milz zulächeln

Variante 2: Ruhe und Entspannung

Gib deiner Milz die Möglichkeit, zur Ruhe zu kommen. Sprich innerlich im Atemrhythmus:

Ein: Ich beruhige meine Milz.
Aus: Ich entspanne meine Milz.
Kurz: Milz beruhigen – Milz entspannen

Variante 3: Stärkung

Stärke die Funktion deiner Milz. Sprich innerlich im Atemrhythmus:

Ein: Ich nehme meine Milz bewusst wahr.
Aus: Ich stärke die Funktion meiner Milz.
Kurz: Milz wahrnehmen – ihre Funktion stärken

Variante 4: Gesundheit und Harmonie

Erfülle deine Milz mit Gesundheit und Harmonie. Sprich innerlich im Atemrhythmus:

Ein: Gesundheit erfüllt meine Milz.
Aus: Harmonie erfüllt meine Milz.
Kurz: Gesundheit – Harmonie

Schritt 4
Beziehe wieder deinen ganzen Körper mit ein. Nimm dich als ein Ganzes wahr, bevor du in den Alltag zurückkehrst. Sprich innerlich beim Ein- und Ausatmen:

Ein: Ich nehme meinen ganzen Körper bewusst wahr.
Aus: Ich lächle meinem Körper liebevoll zu.
Kurz: Körper wahrnehmen – Körper zulächeln

Schenke deinem Körper ein Lächeln, und kehre mit diesem Lächeln in den Alltag zurück. Dehne und rekele dich, und spanne deine Muskeln kurz an, bevor du aufstehst.

Tönen für die Milz

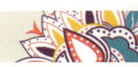

Auch hier ist die innere Sammlung eine wichtige Voraussetzung. Danach denke beim Einatmen an deine Milz – vielleicht kannst du sie innerlich sehen oder spüren –, und atme mit einem Ton aus.

Schritt 1
Verbinde dich mit deinem Atem. Sprich innerlich im Atemrhythmus 3–5 Atemzüge lang:

Ich atme ein. – Ich atme aus.
Kurz: Ein – Aus

Schritt 2

Wenn du einatmest, atme in deine Milz hinein. Wenn du ausatmest, bringe deinen Ton zum Klingen. Mache dies 3–4 Mal. Lege deine Hände auf deine Milz.

Bleibe einige Atemzüge lang in der Ruhe, und spüre nach, wie es dir und deiner Milz geht. Lege deine Hände auf den Bauch, und atme in sie hinein. Dann dehne dich, und komme gut aus deiner Milz wieder in deinem ganzen Körper und danach im Alltag an.

Visualisierung für die Milz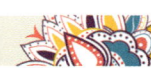

Sammle dich zunächst auf deinen Atem. Verbinde dich anschließend mit deiner Milz, und beginne dann die Visualisierung. Hierbei atmest du ganz normal weiter.

Schritt 1

Verbinde dich mit deinem Atem. Sprich innerlich im Atemrhythmus 3–5 Atemzüge lang:

Ich atme ein. – Ich atme aus.
Kurz: Ein – Aus

Schritt 2

Komme mit deiner Milz in Kontakt. Lasse es zu einem intensiven Kontakt werden. Atme bewusst weiter, und denke an die Lage und die Aufgabe der Milz.

Schritt 3
Variante 1: Reinigende Visualisierung
Stelle dir vor, wie das Wasser einer heilenden Quelle deine Milz umspült und belebt. Wenn es dir angenehm ist, stelle dir vor, wie dieses wunderbare Quellwasser deine Milz reinigt und alles abtransportiert, was belastend ist.

Variante 2: Nährende Farbvisualisierung
Stelle dir vor, wie deine Milz eine nährende und kräftigende Farbe annimmt. Wenn sich dir nicht von selbst eine Farbe zeigt, biete deiner Milz eine an. Lasse dir Zeit, bis du die »richtige« Farbe gefunden hast.

Bleibe nach der Visualisierung wieder einige Atemzüge lang in der Ruhe. Du kannst auch deine Hände auf deine Schläfen legen. Lasse dich noch eine Weile von deinem Atem tragen …

Loslassen
Lasse los – lasse dich fallen
bis auf den Grund deines Seins,
um dort vom ewigen Leben
berührt zu werden.

NIEREN UND HARNBLASE

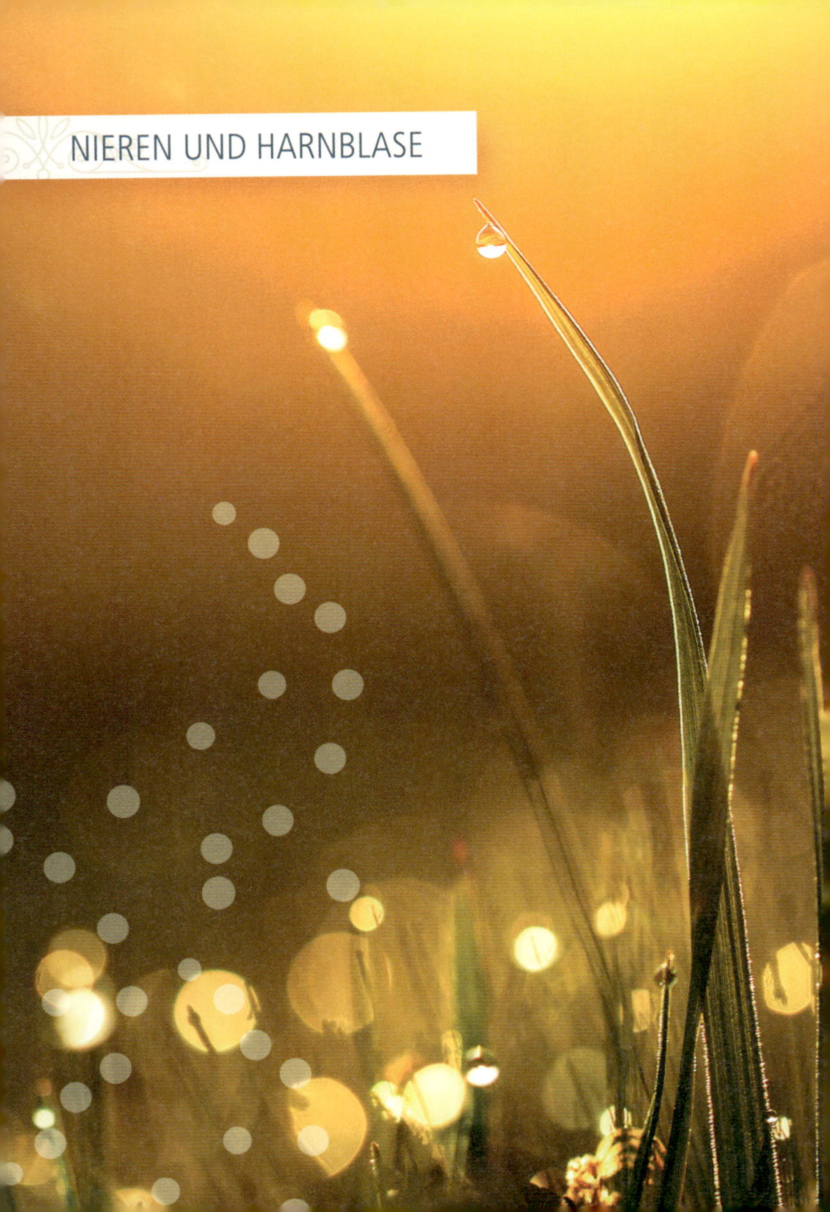

Nieren und Harnblase

Der Mensch besitzt 2 Nieren, die die Form einer Bohne haben. Sie liegen links und rechts neben der Wirbelsäule auf der Höhe der unteren Rippenbögen. Sie filtern die Abbauprodukte unseres Stoffwechsels aus dem Blut und produzieren Harn. Mit diesem Entgiftungsvorgang übernehmen die Nieren eine lebenswichtige Aufgabe für unseren Körper. Darüber hinaus regulieren sie unseren Flüssigkeits- und unseren Säure-Basen-Haushalt sowie den Blutdruck. Die Blase fängt den Harn auf und speichert ihn so lange, bis sie entleert wird.

Körpermeditation für Nieren und Harnblase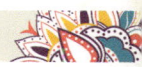

Manchmal geht uns etwas an die Nieren – lege deswegen die Hände (Handrücken) auf deine Nierengegend, und lasse die Nieren unter deinen Händen sich entspannen. Deine Blase kannst du stärken, indem du hin und wieder deinen Beckenboden anspannst und wieder löst.

Schritt 1
Verbinde dich mit deinem Atem. Sprich innerlich im Atemrhythmus 3–5 Atemzüge lang:

Ich atme ein. – Ich atme aus.
Kurz: Ein – Aus

Schritt 2
Beruhige und entspanne deinen Körper. Sprich innerlich im Atemrhythmus ca. 5 Atemzüge lang:

Ein: Ich beruhige meinen Körper.
Aus: Ich entspanne meinen Körper.
Kurz: Körper beruhigen – Körper entspannen

Schritt 3

Wende dich deinen Nieren und deiner Blase zu. Finde durch Ausprobieren heraus, welche Variante deinen Nieren und deiner Blase am besten gefällt, und bleibe dann für eine dir angenehme Zeit bei diesen Sätzen.

Variante 1: Liebevolles Lächeln

Schenke deinen Nieren und deiner Blase ein liebevolles Lächeln. Lasse dafür ein wirkliches Lächeln auf deinem Gesicht entstehen. Sprich innerlich im Atemrhythmus:

Ein: Ich begrüße Nieren und Blase.
Aus: Ich lächle Nieren und Blase liebevoll zu.
Kurz: Nieren und Blase begrüßen – Nieren und Blase zulächeln

Variante 2: Ruhe und Entspannung

Gib deinen Nieren und deiner Blase die Möglichkeit, zur Ruhe zu kommen. Sprich innerlich im Atemrhythmus:

Ein: Ich beruhige Nieren und Blase.
Aus: Ich entspanne Nieren und Blase.
Kurz: Nieren und Blase beruhigen – Nieren und Blase entspannen

Variante 3: Unterstützung

Unterstütze die Entgiftungsfunktion deiner Nieren. Sprich innerlich im Atemrhythmus:

Ein:	Ich nehme meine Nieren bewusst wahr.
Aus:	Ich unterstütze die Entgiftungsfunktion der Nieren.
Kurz:	Nieren wahrnehmen – Nierenfunktion unterstützen

Variante 4: Stärkung

Stärke mental deine Blase. Sprich innerlich im Atemrhythmus:

Ein:	Ich nehme meine Blase bewusst wahr.
Aus:	Ich stärke meine Blase.
Kurz:	Blase wahrnehmen – Blase stärken

Variante 5: Gesundheit und Harmonie

Erfülle Nieren und Blase mit Gesundheit und Harmonie. Sprich innerlich im Atemrhythmus:

Ein:	Gesundheit erfüllt Nieren und Blase.
Aus:	Harmonie erfüllt Nieren und Blase.
Kurz:	Gesundheit – Harmonie

Schritt 4

Beziehe wieder deinen ganzen Körper in die Meditation mit ein. Nimm dich als ein Ganzes wahr, bevor du in den Alltag zurückkehrst. Sprich innerlich beim Ein- und Ausatmen:

Ein:	Ich nehme meinen ganzen Körper bewusst wahr.
Aus:	Ich lächle meinem Körper liebevoll zu.
Kurz:	Körper wahrnehmen – Körper zulächeln

Schenke deinem Körper ein Lächeln, und kehre mit diesem Lächeln in den Alltag zurück. Dehne und rekele dich, und spanne deine Muskeln kurz an, bevor du aufstehst.

Tönen für Nieren und Harnblase

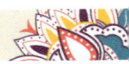

Auch hier ist die innere Sammlung eine wichtige Voraussetzung. Danach denke beim Einatmen an deine Nieren und deine Blase – vielleicht kannst du sie innerlich sogar sehen oder spüren –, und atme mit einem Ton aus.

Schritt 1
Verbinde dich mit deinem Atem. Sprich innerlich im Atemrhythmus 3–5 Atemzüge lang:

Ich atme ein. – Ich atme aus.
Kurz: Ein – Aus

Schritt 2
Das Tönen sollte für die Nieren und die Blase getrennt erfolgen, da sie nicht so nah beieinanderliegen. Wenn du einatmest, atme in das Organ hinein. Wenn du ausatmest, bringe deinen Ton zum Klingen. Töne jeweils 3 Mal.

Bleibe einige Atemzüge lang in der Ruhe, und spüre nach, wie es dir, deinen Nieren und deiner Blase geht. Lege deine Hände auf den Bauch, und atme in sie hinein. Dann dehne dich, und komme gut aus deinen Nieren und deiner Blase wieder in deinem ganzen Körper und danach im Alltag an.

Visualisierung für Nieren und Harnblase

Sammle dich zunächst auf deinen Atem. Verbinde dich anschließend mit deinen Nieren und deiner Blase, und beginne dann die Visualisierung. Hierbei atmest du ganz normal weiter.

Schritt 1

Verbinde dich mit deinem Atem. Sprich innerlich im Atemrhythmus 3–5 Mal:

Ich atme ein. – Ich atme aus.
Kurz: Ein – Aus

Schritt 2

Komme mit deinen Nieren und deiner Blase in Kontakt. Lasse es zu einem intensiven Kontakt werden. Atme bewusst weiter, und denke an die Lage und die Aufgabe der beiden Organe.

Schritt 3

Du kannst die Visualisierung auch für die beiden Organe getrennt ausführen. Probiere es einfach aus, und entscheide nach deinen Bedürfnissen.

Variante 1: Reinigende Visualisierung

Stelle dir vor, wie das Wasser einer heilenden Quelle deine Nieren und deine Blase sanft umspült und belebt, wie das Wasser sie reinigt und alles abtransportiert, was belastend ist.

Variante 2: Nährende Farbvisualisierung

Stelle dir vor, wie Nieren und Blase eine nährende und kräftigende Farbe annehmen. Wenn sich dir unterschiedliche Farben für die Organe zeigen, lasse das zu. Ansonsten biete ihnen einfach eine an. Finde in Ruhe die »richtige« Farbe.

Bleibe nach der Visualisierung einige Atemzüge lang in der Ruhe. Du kannst auch deine Hände auf deinen Bauch legen. Lasse dich noch eine Weile von deinem Atem tragen …

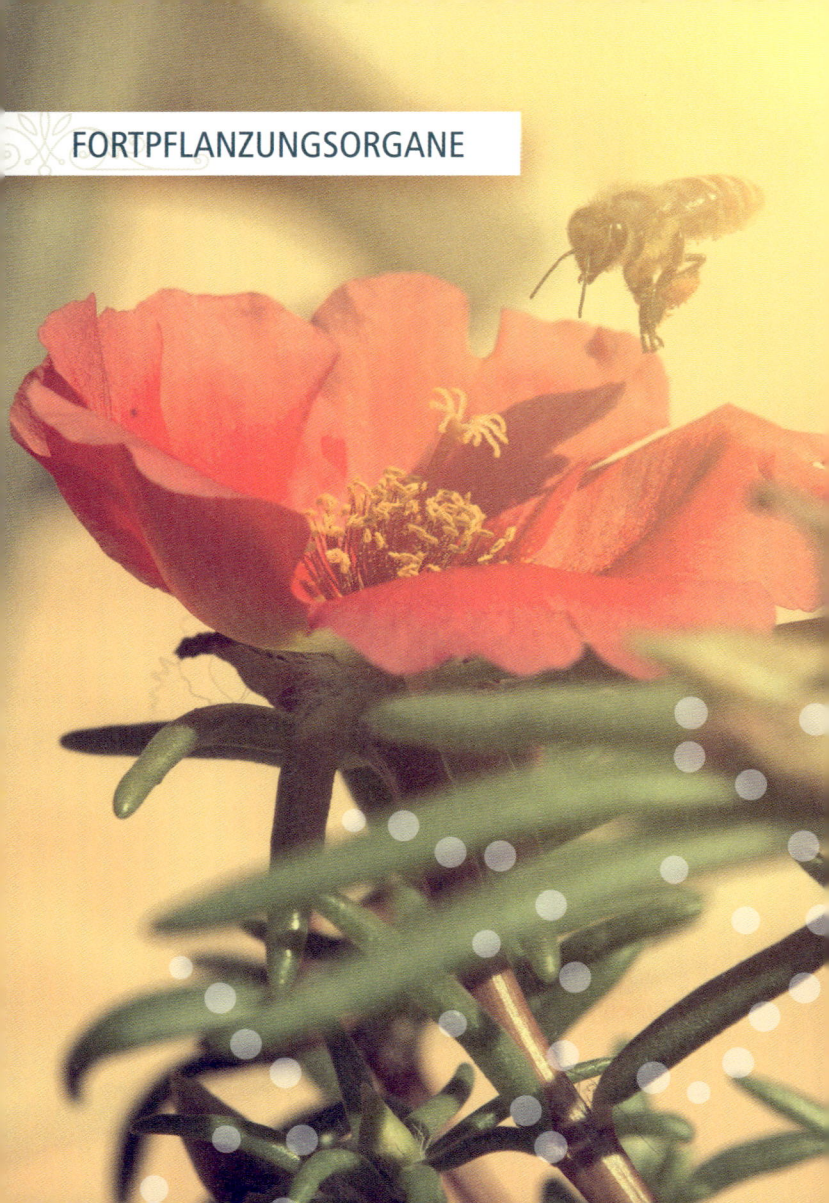

Fortpflanzungsorgane

Zu den weiblichen äußeren Geschlechtsorganen gehören die großen und kleinen Schamlippen, die Klitoris und der Venushügel. Zu den inneren Geschlechtsorganen gehören die beiden Eileiter, die Eierstöcke, die Gebärmutter und die Vagina. Durch ein Zusammenwirken verschiedener Hormone reifen in den Eierstöcken von der Pubertät bis zu den Wechseljahren etwa alle 28 Tage Eizellen heran. Zu den männlichen Geschlechtsorganen zählen der Penis, der Hodensack, die Hoden und Nebenhoden und die Prostata. Die beiden Hoden, deren Entwicklung mit der Pubertät beginnt, befinden sich im Hodensack. Hier werden die Spermien produziert. Über die Harnröhre im Penis werden beim Samenerguss die Spermien mit der Samenflüssigkeit nach außen befördert.

Körpermeditation für die Fortpflanzungsorgane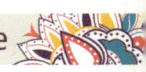

Mache dir immer wieder bewusst, welche Organe zur Gruppe der Fortpflanzungsorgane gehören, und schicke liebevolle Gedanken in diesen Teil deines Körpers. Bedenke, wie viel Freude sie uns Menschen schenken.

Schritt 1
Verbinde dich mit deinem Atem. Sprich innerlich im Atemrhythmus 3–5 Atemzüge lang:

Ich atme ein. – Ich atme aus.
Kurz: Ein – Aus

Schritt 2

Beruhige und entspanne deinen Körper. Sprich innerlich im Atemrhythmus ca. 5 Atemzüge lang:

Ein: **Ich beruhige meinen Körper.**
Aus: **Ich entspanne meinen Körper.**
Kurz: **Körper beruhigen – Körper entspannen**

Schritt 3

Wende dich deinen Fortpflanzungsorganen zu. Finde durch Ausprobieren heraus, welche Variante deinen Fortpflanzungsorganen am besten gefällt, und bleibe dann für eine dir angenehme Zeit bei diesen Sätzen.

Ich leite die Übung im Weiteren für die Gruppe der Fortpflanzungsorgane an. Du kannst deine Fortpflanzungsorgane aber auch einzeln ansprechen und für jedes der Organe gezielt eine Übung durchführen. Ein Beispiel:

Ein: **Ich begrüße meine Gebärmutter/Prostata.**
Aus: **Ich lächle meiner Gebärmutter/Prostata**
          liebevoll zu.
Kurz: **Gebärmutter/Prostata begrüßen – Gebärmutter/**
          Prostata zulächeln

Variante 1: Liebevolles Lächeln

Schenke deinen Fortpflanzungsorganen ein liebevolles Lächeln. Lasse dafür ein wirkliches Lächeln auf deinem Gesicht entstehen. Sprich innerlich im Atemrhythmus:

Ein: **Ich begrüße meine Fortpflanzungsorgane.**
Aus: **Ich lächle meinen Fortpflanzungsorganen**
          liebevoll zu.

Kurz: Fortpflanzungsorgane begrüßen – Fortpflanzungsorganen zulächeln

Variante 2: Ruhe und Entspannung

Gib deinen Fortpflanzungsorganen die Möglichkeit, zur Ruhe zu kommen. Sprich innerlich im Atemrhythmus:

Ein: Ich beruhige meine Fortpflanzungsorgane.
Aus: Ich entspanne meine Fortpflanzungsorgane.
Kurz: Fortpflanzungsorgane beruhigen – Fortpflanzungsorgane entspannen

Variante 3: Stärkung

Stärke die Funktion deiner Fortpflanzungsorgane. Sprich innerlich im Atemrhythmus:

Ein: Ich nehme meine Fortpflanzungsorgane bewusst wahr.
Aus: Ich stärke die Funktion meiner Fortpflanzungsorgane.
Kurz: Fortpflanzungsorgane wahrnehmen – ihre Funktion stärken

Variante 4

Erfülle deine Fortpflanzungsorgane mit Gesundheit und Harmonie. Sprich innerlich im Atemrhythmus:

Ein: Gesundheit erfüllt meine Fortpflanzungsorgane.
Aus: Harmonie erfüllt meine Fortpflanzungsorgane.
Kurz: Gesundheit – Harmonie

Schritt 4

Beziehe wieder deinen ganzen Körper mit ein. Nimm dich als ein Ganzes wahr, bevor du in den Alltag zurückkehrst. Sprich innerlich beim Ein- und Ausatmen:

Ein: **Ich nehme meinen ganzen Körper bewusst wahr.**
Aus: **Ich lächle meinem Körper liebevoll zu.**
Kurz: **Körper wahrnehmen – Körper zulächeln**

Schenke deinem Körper ein Lächeln, und kehre mit diesem Lächeln in den Alltag zurück. Dehne und rekele dich, und spanne deine Muskeln kurz an, bevor du aufstehst.

Tönen für die Fortpflanzungsorgane

Auch hier ist die innere Sammlung eine wichtige Voraussetzung. Danach denke beim Einatmen an deine Fortpflanzungsorgane – vielleicht kannst du sie innerlich sehen oder spüren –, und atme mit einem Ton aus.

Schritt 1

Verbinde dich mit deinem Atem. Sprich innerlich im Atemrhythmus 3–5 Atemzüge lang:

Ich atme ein. – Ich atme aus.
Kurz: Ein – Aus

Schritt 2

Wenn du einatmest, atme in deine Fortpflanzungsorgane hinein. Wenn du ausatmest, bringe deinen Ton zum Klingen. Töne 3–6 Mal.

Bleibe nach dem Tönen einige Atemzüge lang in der Ruhe. Wenn es für dich passt, denke noch einmal ganz bewusst an die einzelnen Organe aus der Gruppe der Fortpflanzungsorgane. Spüre nach, wie es dir und jedem einzelnen dieser Organe geht. Lege deine Hände auf den Bauch, und atme in sie hinein. Dann dehne dich, und komme gut aus deinen Fortpflanzungsorganen wieder in deinem ganzen Körper und danach im Alltag an.

Visualisierung für die Fortpflanzungsorgane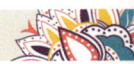

Sammle dich zunächst auf deinen Atem. Verbinde dich anschließend mit deinen Fortpflanzungsorganen, und beginne dann die Visualisierung. Hierbei atmest du ganz normal weiter.

Schritt 1
Verbinde dich mit deinem Atem. Sprich innerlich im Atemrhythmus 3–5 Mal:

Ich atme ein. – Ich atme aus.
Kurz: Ein – Aus

Schritt 2
Komme mit deinen Fortpflanzungsorganen in Kontakt. Lasse es zu einem intensiven Kontakt werden. Atme bewusst weiter, und denke an die verschiedenen Organe dieser Organgruppe.

Schritt 3
Variante 1: Reinigende Visualisierung
Stelle dir vor, wie das Wasser einer heilenden Quelle deine Fortpflanzungsorgane sanft umspült und belebt, wie das Wasser sie reinigt und alles abtransportiert, was belastend ist. Lasse dir Zeit, da es hier um mehrere Organe geht. Visualisiere dennoch spielerisch und mit Leichtigkeit.

Variante 2: Nährende Farbvisualisierung
Stelle dir vor, wie deine Fortpflanzungsorgane eine nährende und kräftigende Farbe annehmen. Wenn sich dir nicht von selbst eine Farbe zeigt, biete deinen Fortpflanzungsorganen eine an. Lasse dir Zeit, bis du die »richtige« Farbe gefunden hast.

Bleibe nach der Visualisierung einige Atemzüge lang in der Ruhe. Du kannst auch deine Hände auf deinen Körper legen. Lasse dich noch eine Weile von deinem Atem tragen …

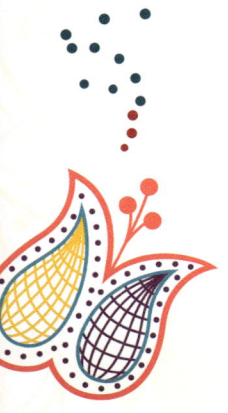

Liebe als heilsame Kraft

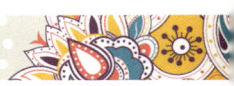

Liebe dich, liebe deinen Körper, liebe deine Organe. Nähre deine Organe, und gehe mit ihnen so um, wie du mit einem geliebten Menschen umgehen würdest. Wenn dir dies etwas befremdlich erscheint, dann denke darüber nach, welch gute Resonanz entsteht, wenn du deine Liebe verschenkst, wie viel Gutes zurückkommt, wenn du Freude aussendest, und wie gut es dir tut, wenn du voller Freude deinen Alltag durchlebst. Was du an dieser Liebe und Freude aussendest, das kannst du auch nach innen in deinen Körper senden und so für eine entsprechende positive Resonanz sorgen. Lächle deinen Organen zu, und deine Organe lächeln zurück.

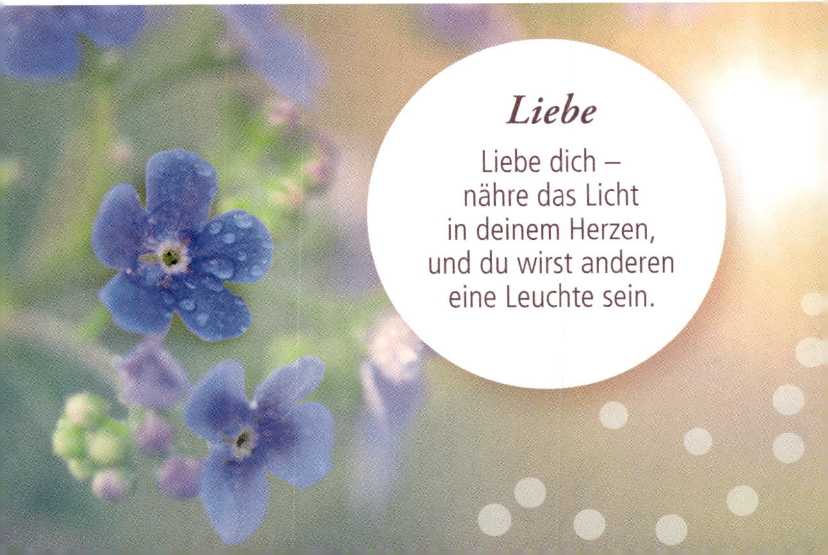

Liebe

Liebe dich –
nähre das Licht
in deinem Herzen,
und du wirst anderen
eine Leuchte sein.

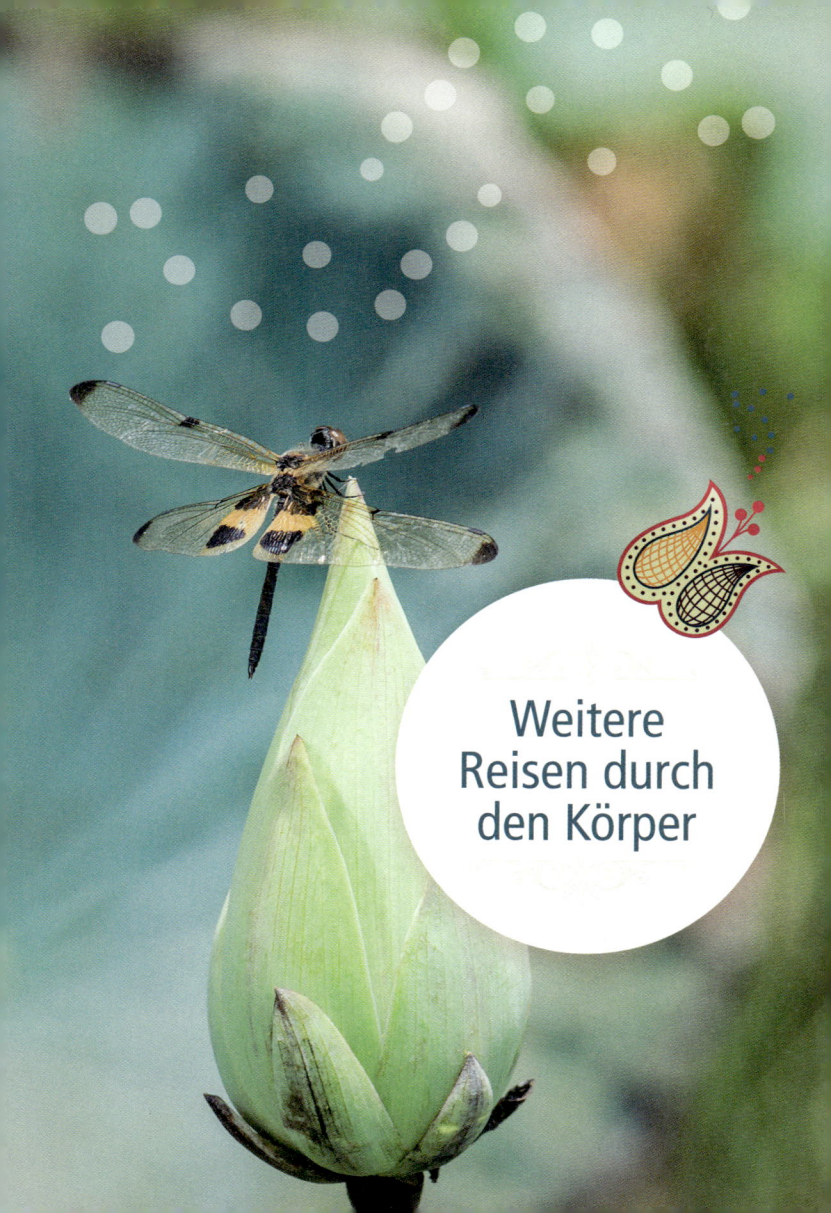

Weitere
Reisen durch
den Körper

Lächelnd durch den Körper reisen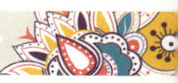

Die folgende meditative Übung ist eine Reise durch deinen ganzen Körper und zu all deinen Organen. Nimm dir hin und wieder Zeit, dich auf eine solche Reise zu begeben, deine Organe zu begrüßen und ihnen zuzulächeln. Das kann entweder sehr belebend oder sehr entspannend sein. Du kannst diese Reise auch in Etappen durchführen und dich z. B. einer Organgruppe am heutigen Tag und der anderen am nächsten Tag zuwenden. Oder du teilst dir die Reise in Abschnitte ein, von denen du dir einen am Morgen und einen am Abend vornimmst. Wichtig ist nur, dass du am Übungsende immer deinen gesamten Körper ansprichst, damit du dich wieder ganz fühlen und gut im Alltag ankommen kannst.

Verbinde dich zunächst mit deinem Atem. Sprich innerlich im Atemrhythmus 3–5 Atemzüge lang:

Ich atme ein. – Ich atme aus.
Kurz: Ein – Aus

Nun beginne deine Reise. Starte bei deinem Gehirn, und reise hinunter bis zu deiner Blase. Denke jedes Mal liebevoll an das jeweilige Organ. Lasse ein wirkliches Lächeln auf deinem Gesicht entstehen und die Energie des Lächelns sich in deinen Organen ausbreiten. Ich nenne dir nach 2 Organen nur noch die Kurzform. Du kannst auswählen, ob du weiterhin die ganzen Sätze oder aber nur die Kurzform sprichst. Sprich bei jedem Organ innerlich im Atemrhythmus:

Ein: Ich begrüße mein Gehirn.
Aus: Ich lächle meinem Gehirn liebevoll zu.
Kurz: Gehirn begrüßen – Gehirn zulächeln

Ein: Ich begrüße meine Augen.
Aus: Ich lächle meinen Augen liebevoll zu.
Kurz: Augen begrüßen – Augen zulächeln

Kurz: Schilddrüse begrüßen – Schilddrüse zulächeln

Kurz: Bronchien und Lunge begrüßen – Bronchien und Lunge zulächeln

Kurz: Herz begrüßen – Herz zulächeln

Kurz: Speiseröhre begrüßen – Speiseröhre zulächeln

Kurz: Magen begrüßen – Magen zulächeln

Kurz: Leber und Galle begrüßen – Leber und Galle zulächeln

Kurz: Milz und Bauchspeicheldrüse begrüßen – Milz und Bauchspeicheldrüse zulächeln

Kurz: Nieren begrüßen – Nieren zulächeln

Kurz: Darm begrüßen – Darm zulächeln

Kurz: Fortpflanzungsorgane begrüßen – Fortpflanzungsorganen zulächeln

Kurz: Blase begrüßen – Blase zulächeln

Werde am Ende dieser Reise wieder ganz, bevor du in den Alltag zurückkehrst. Sprich innerlich im Atemrhythmus.

Ein: **Ich lächle meinem ganzen Körper zu.**
Aus: **Ich lächle meinem inneren Wesen zu.**
Kurz: **Körper zulächeln – mir zulächeln**

Bleibe nach der Übung ein paar Atemzüge lang in der Ruhe, und genieße die Energie des Lächelns. Vielleicht hat auf dieser Reise durch deinen Körper ein Organ deine besondere Aufmerksamkeit verlangt. Dann wende dich diesem Organ nun intensiv zu. Sieh dir die Übungen an, die du zu dem Organ in diesem Büchlein findest, und kümmere dich besonders liebevoll um dieses Organ.

Ein Lächeln für Zellen und Immunsystem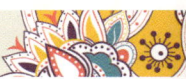

Unser Körper, unsere Zellen und unser Immunsystem wissen in der Regel, wie unsere Gesundheiterhaltung funktioniert. Ein heilsames Lächeln kann ihre Leistungsfähigkeit aber steigern und das Vertrauen in das Wissen unseres Körpers stärken.

Verbinde dich mit deinem Atem. Sprich innerlich im Atemrhythmus 3–5 Atemzüge lang:

Ich atme ein. – Ich atme aus.
Kurz: Ein – Aus

Lächle deinen Zellen zu. Sprich innerlich im Atemrhythmus:

Ein: Ich begrüße meine Zellen.
Aus: Ich lächle meinen Zellen liebevoll zu.
Kurz: Zellen begrüßen – Zellen zulächeln

Begrüße lächelnd dein Immunsystem. Sprich innerlich im Atemrhythmus:

Ein: Ich begrüße meine Immunsystem.
Aus: Ich lächle meinem Immunsystem liebevoll zu.
Kurz: Immunsystem begrüßen – Immunsystem zulächeln

Im Anschluss verweile noch eine Zeit lang in der heilsamen Energie des Lächelns für deine Zellen und dein Immunsystem. Lasse dich dabei von deinem Atem tragen, und spüre, wie dein Atem kommt und geht.

Organe in die Hände nehmen

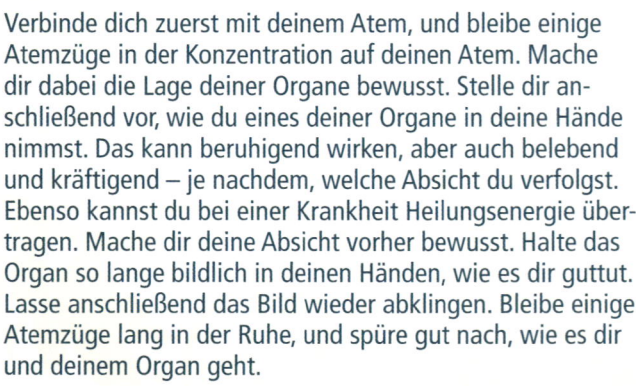

Verbinde dich zuerst mit deinem Atem, und bleibe einige Atemzüge in der Konzentration auf deinen Atem. Mache dir dabei die Lage deiner Organe bewusst. Stelle dir anschließend vor, wie du eines deiner Organe in deine Hände nimmst. Das kann beruhigend wirken, aber auch belebend und kräftigend – je nachdem, welche Absicht du verfolgst. Ebenso kannst du bei einer Krankheit Heilungsenergie übertragen. Mache dir deine Absicht vorher bewusst. Halte das Organ so lange bildlich in deinen Händen, wie es dir guttut. Lasse anschließend das Bild wieder abklingen. Bleibe einige Atemzüge lang in der Ruhe, und spüre gut nach, wie es dir und deinem Organ geht.

Das Organgespräch

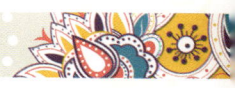

Sprich mit deinen Organen. Wähle dafür Worte, die eine liebevolle Kraft transportieren, Dankbarkeit und Fürsorge ausdrücken und zum Segen für deine Organe werden. Für das Gespräch kannst du dir das Organ in irgendeiner Gestalt vorstellen. Lasse dein Organ eine Gestalt deiner Wahl und Fantasie annehmen, gib ihm ein Angesicht und eine Stimme, um ein Gespräch führen zu können. Wenn es dir nicht möglich ist oder es dir nicht gefällt, deinem Organ eine Gestalt zu geben, dann sammle dich auf deinen Atem, und gehe mit deinem Bewusstsein in deinen Körper.

Beispiel (Schilddrüse):

Liebe Schilddrüse,

ich danke dir für alles, was du seit Beginn meines Lebens für mich, mein körperliches Wohl und meine physische Existenz getan hast und auch heute noch tust. Ich bedaure, wenn kränkende Gefühle und destruktive Gedanken dich belastet haben oder dich immer noch belasten. Lasse dich nicht von ihnen beeinflussen, sondern sei stattdessen erfüllt von der heilenden Kraft der Liebe. Lasse heilende Kräfte zu deinem Wohle wirken. Sei gesegnet mit Gesundheit und Harmonie.

Vor- und Nachbereitung von medizinischen Untersuchungen, Eingriffen und Operationen

Medizinische Untersuchungen, Eingriffe und Operationen sind für unseren Körper oft eine traumatische Erfahrung. Es können neben den körperlichen Reaktionen wie Schmerzen und vorübergehenden Beeinträchtigungen der Organfunktion auch auf der energetischen und emotionalen Ebene Störungen auftreten und im schlimmsten Fall zurückbleiben. Diese wirken sich wiederum körperlich aus, indem sie die Organfunktion schwächen, Schmerzen verursachen oder zu anderen Irritationen führen. Auf eine medizinische Untersuchung oder einen operativen Eingriff sollten wir uns und das betreffende Organ also vorbereiten, indem wir dem Organ den Eingriff und seinen gesundheitlichen Nutzen erläutern. Doch zuvor empfehle ich eine Organmeditation, da wir das Organ so mit Liebe und Vertrauen erfüllen können:

Beispiel (Darm): Verbinde dich mit deinem Atem und sprich innerlich im Atemrhythmus:

Ich atme ein. – Ich atme aus.

Beruhige und entspanne deinen Körper. Dann sprich innerlich im Atemrhythmus:

Ein: Ich beruhige meinen Körper.
Aus: Ich entspanne meinen Körper.

Denke liebevoll an deinen Darm. Dann sprich innerlich im Atemrhythmus:

Ein: **Liebe erfüllt meinen Darm.**
Aus: **Vertrauen erfüllt meinen Darm.**

Führe das Gespräch anschließend so wie im Organgespräch (siehe S. 101). Bitte dein Organ, für die Untersuchung, den Eingriff oder die Operation offen und bereit zu sein.

Auch bei der Nachbehandlung kann ein harmonisierendes Gespräch mit deinem Organ hilfreich sein. Frage dein Organ, was es für einen guten Heilungsprozess braucht. Du wirst erstaunt sein, tatsächlich Antworten zu erhalten! Diese können sich in Worten, aber auch in Gefühlen oder Empfindungen zeigen. Sie können direkt im Gespräch erkennbar werden oder sich zu einem späteren Moment zeigen, z. B. während einer Meditation. Auch hier empfehle ich, dem Organ den Sinn und den Nutzen des Eingriffs zu erklären, und ihm zu sagen, dass der Eingriff vorbei und gut überstanden ist. So kann dein Organ wieder in sein Urvertrauen zurückkehren. Danke deinem Organ, dass es dies zugelassen hat. Anschließend solltest du über einen längeren Zeitraum eine Organmeditation durchführen, in der du das Organ mit Liebe und Harmonie erfüllst.

Beispiel (Darm): Verbinde dich mit deinem Atem, und sprich innerlich im Atemrhythmus:

Ich atme ein. – Ich atme aus.

Beruhige und entspanne deinen Körper. Sprich innerlich im Atemrhythmus:

Ein: **Ich beruhige meinen Körper.**
Aus: **Ich entspanne meinen Körper.**

Denke mit Dankbarkeit an deinen Darm. Dann sprich innerlich im Atemrhythmus:

Ein: **Liebe erfüllt meinen Darm.**
Aus: **Harmonie erfüllt meinen Darm.**

Bleibe wie bei allen Übungen eine Weile in der Ruhe, und spüre nach. Wie fühlt sich dein Organ? Was will es dir mitteilen? Wie geht es dir mit der Übung? Welche Wirkung hat dieser Umgang auf dich und dein Organ?

Unterstützung für die Zellen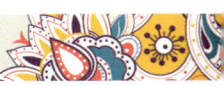

Um auch unsere Zellen in einen heilsamen Prozess bewusst mit einzubeziehen, biete ich dir hier eine Übung zur Unterstützung und Harmonisierung deiner Zellen an.

Verbinde dich mit deinem Atem, und sprich innerlich im Atemrhythmus:

Ich atme ein. – Ich atme aus.

Erfülle deine Zellen mit Gesundheit und Harmonie. Sprich innerlich im Atemrhythmus:

Ein: Gesundheit erfüllt all meine Zellen.
Aus: Harmonie erfüllt all meine Zellen.

Beispiel (Blase): **Variante 1: Gesundheit und Harmonie für die Zellen eines ausgewählten Organs**

Sprich innerlich im Atemrhythmus:

Ein: Gesundheit erfüllt jede Zelle meiner Blase.
Aus: Harmonie erfüllt jede Zelle meiner Blase.

Diese Vorbereitung auf Eingriffe und Operationen können wir auf andere Bereiche ausweiten. So kannst du z. B. bei einer bevorstehenden Zahnextraktion deinen Zahn voller Dankbarkeit verabschieden und das Zahnziehen visualisieren. Ebenso kannst du das Heilen einer Wunde durch eine Visualisierung fördern oder eine Blutabnahme oder Infusion vorbereiten, indem du deine Venen um einen guten und leichten Zugang bittest. Dadurch werden sie nicht von dem Einstich überrascht, denn so manche Vene macht dicht oder zieht sich zurück, weil sie sich erschreckt.

Gehe mit deinen geistigen Möglichkeiten so frei um, wie du möchtest. Unterstütze deinen Körper. Gewiss werden dir noch weitere Möglichkeiten einfallen. Probiere dich aus, und scheue dich nicht davor, fantasievoll zu sein. Deine Vorstellungskraft ist eine geistige Größe, die du heilsam nutzen kannst.

Gesundheit und Harmonie

Da bei jedem Eingriff oder jeder Operationen nicht nur deine Organe betroffen sind, sondern auch immer du als ganzer Mensch, empfehle ich dir folgende Basisübung, die du zu jeder Zeit zur Pflege deiner ganzheitlichen Gesundheit anwenden kannst. Mit ihr kannst du sowohl während einer Krankheit als auch im gesunden Zustand dein gesamtes System mit heilsamen Gedanken nähren und es in eine heilsame Schwingung bringen.

Verbinde dich mit deinem Atem, und sprich innerlich im Atemrhythmus:

Ich atme ein. – Ich atme aus.

Erfülle deinen Körper mit Gesundheit und Lebenskraft. Sprich innerlich im Atemrhythmus:

Ein: **Mich erfüllt Gesundheit.**
Aus: **Mich erfüllt Lebenskraft.**

Erfülle deinen Körper mit Liebe und Harmonie. Sprich innerlich im Atemrhythmus:

Ein: **Mich erfüllt Liebe.**
Aus: **Mich erfüllt Harmonie.**

Verweile anschließend so lange in der Energie von Gesundheit, Lebenskraft, Liebe und Harmonie, wie es dir angenehm ist.

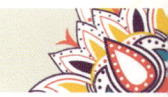

Des Weiteren gehört zu Gesundheit und Wohlbefinden die Reinigung unseres Körpers und unseres Systems, wozu auch unsere Emotionen, unsere Gedanken und unsere Energie zählen. Die folgende Übung kann in dieser Hinsicht eine sehr wohltuende, reinigende und stärkende Wirkung haben.

Verbinde dich mit deinem Atem, und sprich innerlich im Atemrhythmus:

Ich atme ein. – Ich atme aus.

Schenke deinem Körper Kraft und Reinigung. Sprich innerlich im Atemrhythmus:

Ein: Ich stärke meinen Körper.
Aus: Ich reinige meinen Körper.

Schenke deinem ganzen System Kraft und Reinigung. Sprich innerlich im Atemrhythmus:

Ein: Ich stärke mein ganzes System.
Aus: Ich reinige mein ganzes System.

Stelle dir bei dieser Übung vor, wie du unter einer reinigenden Dusche stehst und sich alles Belastende – sowohl das Oberflächliche, Alltägliche als auch das Tiefe und Alte – aus deinem System löst und mit dem Wasser weggespült wird.

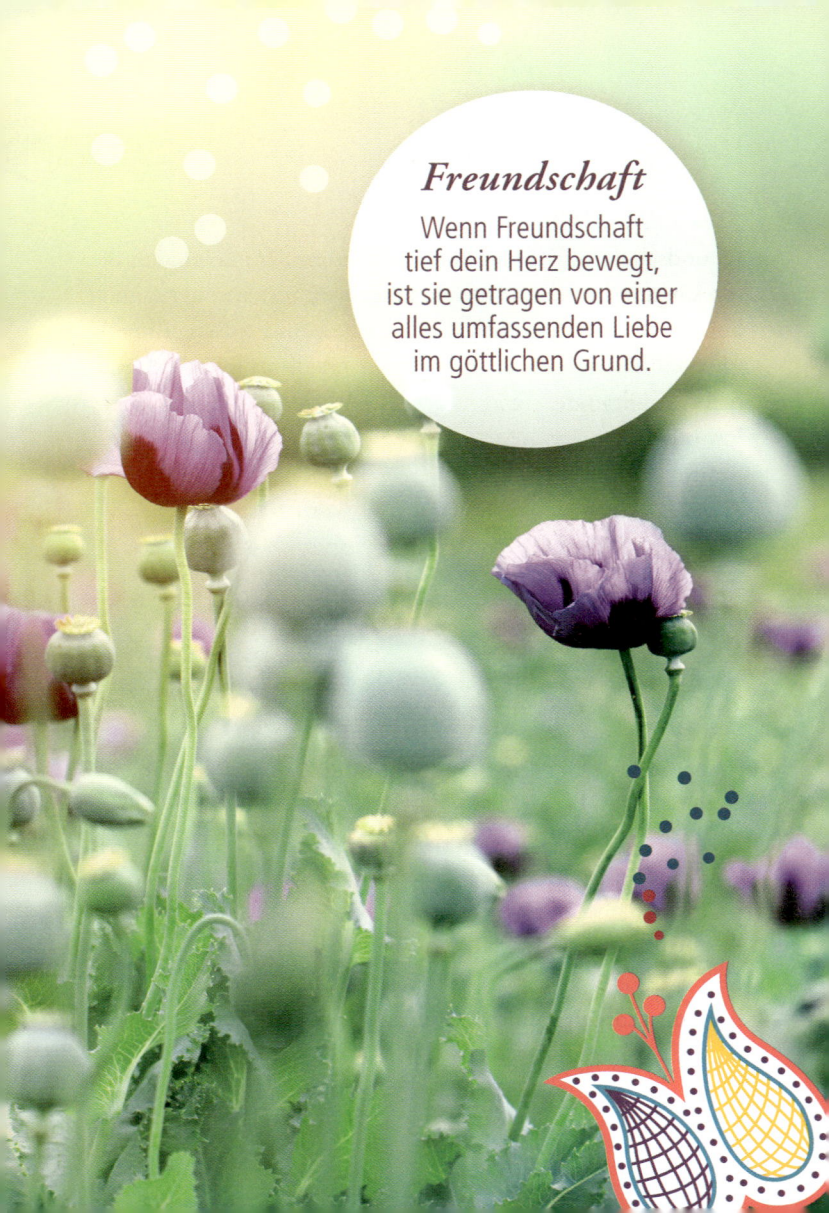

Freundschaft

Wenn Freundschaft
tief dein Herz bewegt,
ist sie getragen von einer
alles umfassenden Liebe
im göttlichen Grund.

Schlussgedanken

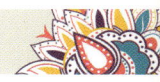

Liebe Leserin, lieber Leser,

Freundschaft schließen mit uns, unserem Körper und unseren Organen ist das, was aus dieser Übungsweise hervorgehen kann. Wir entwickeln Freude in uns, schenken unseren Organen Liebe und geben uns und unserem Körper nährende und heilsame Energie.

Ich hoffe, auch du wirst mithilfe dieser Übungen eine besondere Freundschaft schließen, die vor allem in schlechten Zeiten ihre Tragfähigkeit beweisen wird. Schlechte Zeiten gibt es immer wieder, denn unser Körper ist zwar eine wundervolle, aber auch eine sehr komplexe und empfindsame Konstruktion, die auch ihre Schwächen hat – jeder von uns hat seine körperlichen Schwachstellen. Es erfüllt mich mit Freude, dass diese Übungsweise auch für Menschen mit körperlichen Einschränkungen geeignet und sowohl bei Krankheiten als auch bei dauerhaften Behinderungen möglich ist. Unser Körper ist dem Prozess der Vergänglichkeit unterworfen, und das macht ihn zu der großen Kostbarkeit, für die wir dankbar sein sollten.

Wir sind mehr als unser Körper, und dieses Mehr, diese geistige Kraft in uns, nutzen wir mit den Übungen. Wir verhelfen unseren Organen zu Harmonie und mehr Gesundheit, und sorgen somit für die Steigerung unseres gesamten Wohlbefindens. Wenn wir unsere Organe auf diese Weise nähren und pflegen, heben wir unseren Körper ins Licht. Und wie jede Reise, kann auch diese Reise in und durch unseren Körper eine tiefe Reise zu uns selbst sein.

Ich hoffe, du hast in diesem Büchlein Inspirationen dafür gefunden, wie du dich deiner Organe bewusst und liebevoll annehmen kannst. Vielleicht konntest du meine Reiseanleitung für deine persönliche Entdeckungsreise nutzen. Ich danke dir, dass ich in diesem Büchlein die Übungsweise und meine Erfahrungen mit dir teilen durfte.

Hilda Nowotny – Atemlehrerin

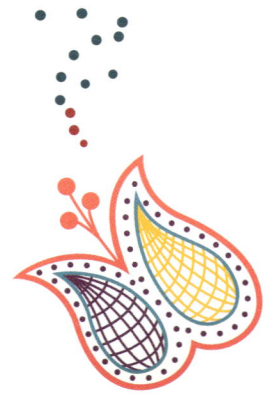

Bildnachweis: Bilder von der Bilddatenbank www.shutterstock.com: S. 14: 143525308 (© Andrii Muzyka), S. 28: 77407306 (© Alin Brotea), S. 34: 304618823 (© beer worawut), S. 40: 146467778 (© Balazs Kovacs Images), S. 46: 245185900 (© jakkapan), S. 52: 243387217 (© Mr Doomits), S. 58: 322599866 (© nature photos), S. 64: 295611104 (© nednapa), S. 70: 289671188 (© iravgustin), S. 76: 259770350 (© Nature Art), S. 82: 316644290 (© nature photos), S. 88: 171252161 (© Balazs Kovacs Images), S. 95: 138152126 (© Daleen Loest), S. 96: 314842688 (© pongnathee kluaythong), S. 108: 284696390 (© lola1960), Schmuckelement auf allen Seiten: # 84861940 (© billybear)

Danksagung

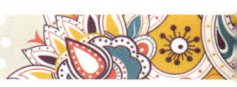

Ich danke ganz herzlich meinem Ehemann Werner Nowotny für sein Vertrauen in diese Übungsweise. Er hat sich beim Lesen des Manuskripts mit Freude seinen inneren Organen zugewandt und diese Übungsweise während einer ernsten gesundheitlichen Krise als sehr hilfreich und heilsam erlebt. Ich danke ganz herzlich meiner Freundin Veronika Langbein, die mir mit ihrer medizinischen Fachkompetenz dabei geholfen hat, die Lage und die Funktion der Organe kurz, einfach und nachvollziehbar darzustellen. Von Herzen danke ich auch dem verstorbenen Hans Wüste, der mir in einer Channel-Sitzung die Tür zu meinen inneren Heilungskräften und zum direkten Kontakt mit meinen Engeln geöffnet hat. Ich danke meiner Familie für die Liebe und Herausforderungen und meinen Helfern, Lehrern und meinen Engeln für ihre Begleitung und ihre Inspiration auf meiner spannenden Lebensreise. Sie alle geben mir die wunderbare Möglichkeit, zu wachsen und zu reifen und der Mensch zu werden, der ich vom Wesen her bin. Und ich danke Frau Janina Vogel vom Schirner Verlag für eine erneute respektvolle und einfühlsame Zusammenarbeit.

Über die Autorin

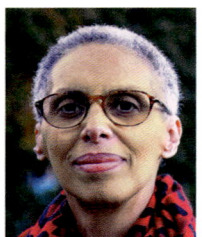

Hilda Nowotny ist ausgebildete Atempädagogin und -therapeutin. Ihr Wissen konnte sie durch intensive Selbsterfahrungen und Fortbildungen in Psychoanalyse, Familienaufstellung, Trauerbegleitung und NLP erweitern – ihr persönlicher und beruflicher Schwerpunkt ist aber seit jeher das »Heilsame Atmen«.

www.heilsames-atmen.de

Ebenfalls von der Autorin im 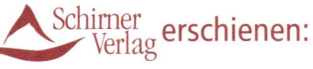 erschienen:

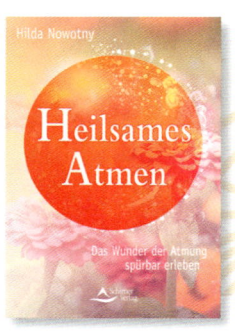

Hilda Nowotny
Heilsames Atmen
Das Wunder der Atmung spürbar erleben
ISBN 978-3-8434-5111-6